LA

MÉDECINE PRATIQUE.

LA
PRATIQUE MÉDICALE
DES FAMILLES.

Précis où l'on expose en peu de mots des moyens de guérir plus puissants que ceux qui ont été employés jusqu'ici ; et parmi les moyens connus, ceux qui ont été constatés par l'expérience, les plus efficaces contre les diverses maladies qui affligent l'humanité,

PAR M. F. ALLIOT, MÉDECIN

et auteur de la *Philosophie des Sciences*, enseignée à Pâris, rue Taranne, 12,

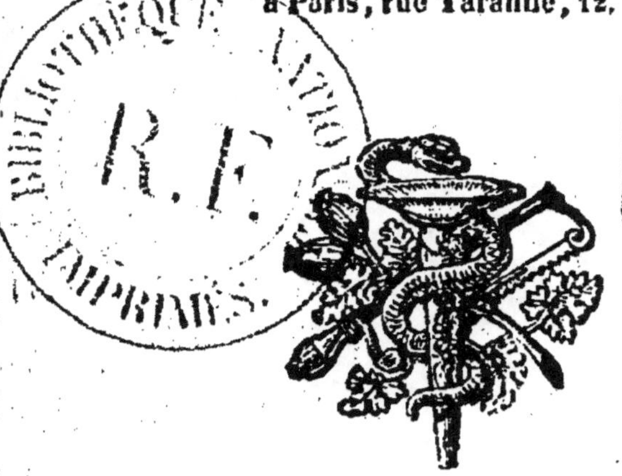

SENLIS

IMPRIMERIE DE CHARLES DURIEZ,
5 bis, rue Neuve-de-Paris.

—

1851

PRÉFACE.

Le déplorable malheur des hommes d'une fortune médiocre et des indigents, c'est de négliger leurs maux à leur début, de les laisser s'aggraver et devenir incurables, ou de ne les traiter qu'à une époque où ils ne guérissent plus qu'imparfaitement, parce que la guérison entière demanderait trop de temps et de dépenses. Avec cet ouvrage, ils traiteront, dès le principe, leurs maladies, guériront promptement dans une foule de cas, et s'épargneront bien des frais, de tardifs regrets, et des douleurs!

LA
PRATIQUE MÉDICALE
DES FAMILLES.

MAXIMES GÉNÉRALES DE LA PLUS HAUTE IMPORTANCE DANS LE TRAITEMENT DES MALADIES.

Les remèdes les plus puissants, non-seulement ne le sont pas pour tout le monde, mais il n'est pas rare qu'ils accroissent, chez certains individus, le mal qu'ils guérissent sur d'autres, et qu'après avoir parfaitement réussi dans un cas maladif, ils cessent d'y produire de bons effets lorsque réapparaît la même affection. Indiquer un médicament comme guérissant toujours une maladie, ou même toutes les maladies, est donc tromper indignement le public, et exercer le plus ignoble charlatanisme. Il n'est point de médecine puissante sans une grande variété de moyens.

Les médicaments appliqués à l'économie, finissent par s'*user*, et cessent d'autant plus promptement d'être efficaces, que le mal est plus violent. Il n'est personne qui n'ait maintes fois vu

une affreuse douleur, d'abord complètement sus-
pendue par un remède durant plusieurs heures
ou plusieurs jours, se jouer ensuite de ce moyen,
ne plus en être affaiblie, et forcer d'invoquer
d'autres ressources.

Cependant, si nous consignons, pour chaque
espèce de maladie, un grand nombre de médicaments, cela ne veut point dire qu'on sera
obligé, pour arriver à la guérison, de les employer tous ; mais que si, après avoir employé
ceux qui sont le plus à sa portée, le mal ne cède
point et demeure opiniâtre, rebelle, on pourra,
pour le vaincre, successivement recourir aux
autres médications.

Il faut avoir grand soin, lorsqu'on traite une
maladie, de ne faire usage, pour la guérir, que
de médicaments qui ne nuisent à aucun organe
essentiel ! A quoi servirait de sauver l'économie
par un point, si on l'a tué par d'autres ! Le défaut
le plus frappant et le plus général des médecins
de nos jours, est de méconnaître cet important
principe : ils administreront, par exemple, contre
les écrouelles, des médicaments qui, fatigant,
délabrant, désorganisant l'estomac, augmente-
ront la viciation des humeurs et feront mourir le
malade d'une irritation des organes digestifs en
même temps que des écrouelles ; autant n'aurait-
il pas valu périr des seules écrouelles ! Que gagne
le malade à ces pratiques meurtrières !

Ceux qui environnent un malade et sont char-
gés de lui appliquer les remèdes prescrits, doivent
se rappeler qu'il faut faire ces applications de

façon à n'exposer le malade à aucun danger ; si au lieu d'un topique ou cataplasme chaud, vous lui en appliquez un froid ou presque froid, si vous le laissez refroidir sur lui, ou si en l'appliquant, ou si en l'ôtant, vous exposez le patient aux impressions glaciales d'un air vif ; si, au sortir d'un bain, vous le laissez refroidir, vous lui faites plus de mal que de bien ; et lorsque vous vous plaignez qu'on ne le guérit point, c'est vous qui aggravez et éternisez sa maladie par vos imprudences !

Remarquez-le bien : la négligence à observer un seul point du régime rationnel (1), par exemple, boire du vin même mêlé d'eau lorsqu'il est défendu, suffit pour anéantir une continuité de médications, et faire échouer tout un long traitement : ainsi, la morsure d'un simple ver à la racine d'une plante, rend inutile les soins de la plus savante culture, et livre le végétal à une mortelle langueur !

Tout traitement médical, pour être complet, se compose essentiellement de deux parties : d'un traitement de curation, qui consiste à guérir le mal, et d'un traitement de préservation, qui consiste à en empêcher le retour.

Quand une douleur est enlevée, tout n'est donc pas fini ; car il reste dans la partie qui a été affectée, une faiblesse qui en est la convalescence, et qu'il faut *ménager*, protéger, *fortifier*, pour prévenir les récidives.

(1) Un régime rationnel est un régime sagement prescrit ou raisonnable.

On ménage la faiblesse d'un organe qui a été malade en le fatigant moins ; on protège sa convalescence en le mettant à l'abri des impressions du froid, au moyen de corps chauds, de tissus de flanelle; de laine grasse, de ouate, de chanvre en filasse, faufilés sur des linges que l'on assujétit avec des cordons ; on protège la faiblesse d'un organe, après sa guérison, en le maintenant ou en l'aidant dans ses mouvements lorsque cela est possible : est-ce le cou-de-pied qui a été foulé, froissé dans l'entorse ? vous prenez une bande de futaine large de deux doigts, terminée à une de ses extrémités par une petite bourse, dans laquelle vous engagez le gros doigt du pied ou gros orteil; vous traversez avec cette bande le dessus du pied, au devant de son articulation avec la jambe ; vous passez derrière la jambe pour venir croiser au devant du cou-de-pied le premier jet de la bande; vous passez sous le talon pour revenir encore croiser au devant du cou-de-pied, et passer de nouveau derrière la jambe ; après avoir ainsi pratiqué en 8 de chiffre cinq à six tours de bande, vous montez, par de simples circulaires qui se recouvrent en partie les unes les autres, jusqu'au-dessous du mollet, où vous fixez la bande. Est-ce le genou qui a été le siége des douleurs ? vous y appliquez une genouillière composée de deux carrés de toile d'un pied de long et d'à peu près autant de large, entre lesquels vous piquez une couche de ouate, et que vous assujétissez en arrière du genou au moyen de cinq boucles dont les pattes se touchent par leur base, et qui sont assez éloignées des bords pour qu'on puisse les resserrer quand la genouillère se relâche. Sont-ce les reins qui ont supporté la souffrance ? vous y appliquez un corset avec deux buscs en baleine ou en bois flexible, attachés supérieurement à une ceinture placée sous les aisselles, et inférieurement à une seconde ceinture qui embrasse les hanches et que l'on maintient avec des sous-cuisses.

Lorsqu'on affermit par le bandage en étrier ou par la genouillère le cou-de-pied et le genou, on remplit par des plaques d'amadou bien froissées et bien douces, les creux de ces deux articulations, pour rendre la compression plus uniforme. Vous fortifierez le membre qui a souffert, par des applications de feuilles de sauge, de romarins, de mélisse ou de menthe, d'écorces de chêne broyées, etc., cuites dans du vin et arrosées d'huile ; par des bains de sang de bœuf tout chaud ou de marc de raisin d'une température suffisante ; par des frictions avec des substances aromatiques, des baumes de Tolu, du Pérou, du baume nerval. Ces précautions sont du plus haut intérêt pour empêcher les suites les plus fâcheuses.

CHAPITRE I.

Du Traitement des Douleurs.

Les douleurs sont, ou essentielles et constituent des maladies ; ou accidentelles, sympathiques, et ne constituent que des *symptômes* de maladies, ou n'existent dans un organe qu'indirectement, et en conséquence d'une maladie qui existe dans un autre organe. Ainsi, les brisures de membres, les maux de tête, dépendent souvent d'une irritation de l'estomac causée par une digestion laborieuse.

Nous parlerons ici principalement des douleurs essentielles qui constituent des maladies, et qui sont, ou *purement nerveuses*, lorsqu'elles ne résident que dans des nerfs ; ou *organiques*, lorsque, dans l'organe où elles apparaissent, elles dépendent de l'irritation d'un tissu différent du tissu nerveux.

Les douleurs purement nerveuses, sont ou *rhumatismales*, lorsqu'elles dépendent des impressions du froid, et qu'elles changent de place dans les ramifications nerveuses ; ou *hystériques*, lorsqu'elles se déplacent, et qu'elles dépendent de l'irritation du système nerveux général ; ou des *névrites*, lorsque le long des rameaux nerveux où elles se manifestent, elles s'accompagnent de chaleur et de rougeur ; ou des *névralgies*, lorsqu'elles ne s'accompagnent d'aucune chaleur insolite de la peau, ni de rougeur, et qu'elles ne se déplacent point : Telles sont la migraine, la douleur appelée sciatique, qui suit le trajet du nerf grand sciatique à la fesse, à la cuisse, à la jambe jusqu'au talon ; telles sont les douleurs de la face appelées *tic douloureux*; certaines souffrances atroces des doigts des pieds, des mains, appelées *acrodynie*; les douleurs de l'estomac, que l'on nomme *gastrodynies* lorsqu'elles sont légères et *gastralgies* lorsqu'elles sont plus intenses; les douleurs intermittentes du ventre, appelées coliques en général ; celles des reins que l'on nomme coliques *néfré-tiques* (1); celles du froid, que l'on désigne sous le nom de coliques *épatiques* (2).

(1) Les douleurs des reins et de la région qui les sépare de la vessie, sont quelquefois occasionnées par le mouvement de petites pierres anguleuses qui, après s'être formées dans les reins, descendent dans la vessie, par un canal étroit appelé urtère, qu'elles déchirent, par leurs aspérités. On favorise la précipitation de ces calculs, et on rend les tissus qu'ils traversent moins irritables et moins douloureux, par des sangsues posées sur la région souffrante, par de grands bains longtemps prolongés, des bains de pieds répétés deux ou trois fois le jour, ces cataplasmes émollients et cuits avec trois ou quatre feuilles de belladone, des lavements de racines de guimauve, avec sept à dix gouttes de laudanum ou une demi-tête de pavot, enfin par une potion calmante.

(2) Les douleurs du foie sont également causées quelquefois par la présence de calculs anguleux, qui, après s'être concrétés dans la vésicule du fiel, descendent dans l'intestin, par un petit canal appelé canal cholé-doque, qu'ils labourent affreusement par leurs inégalités. adoucit les atroces douleurs qu'ils provoquent par les

Nous avons dit que quand la douleur est occasionnée par les impressions du froid, qu'elle change de place, et qu'elle réside exclusivement dans des cordons nerveux ; elle se nomme rhumatisme nerveux. Le rhumatisme est encore musculaire ou articulaire, selon que la douleur provoquée par le froid est changeante, réside dans des muscles, ou dans les tissus blancs d'une articulation. On nomme rhumatisme aigu ou violent, les douleurs des grandes articulations des membres, telles que celles du genou, de l'épaule, etc., qui s'accompagnent de gonflement, de chaleur et de rougeur ; on appelle *goutte*, la douleur des petites articulations, principalement celle du gros orteil, ou gros doigt du pied, accompagnée de gonflement, de chaleur et de rougeur ; et on donne le nom de rhumatisme goutteux aux douleurs qui envahissent en même temps les petites et les grandes articulations, y causent des gonflements dans les chairs et dans les os, tendent à déformer le membre, à souder l'articulation, et à rendre l'individu impotent à toujours.

moyens qui viennent d'être indiqués, et par un ou plusieurs purgatifs destinés à hâter leur passage dans l'intestin. On pourrait, dans les cas extrêmes, endormir le malade, au moyen du chloroforme.

TABLEAUX DES REMÈDES LES PLUS EFFICACES CONTRE LES DOULEURS.

Chacun des moyens qui suivent peuvent être employés, pendant 8 à 15 jours, selon la durée de leur propre efficacité et le degré d'intensité des souffrances.

Observations.

Tout médicament qui, après avoir été utile contre une douleur, cesse de l'être, doit être abandonné sur-le-champ.

Si, après trois ou quatre applications contre une violente souffrance, un médicament direct ne produit aucun résultat, il faut sans délai en discontinuer l'usage.

Un remède quelconque qui, à une première application contre une douleur, l'exaspère considérablement, doit être au moins suspendu momentanément, pour faire place à d'autres : ce sont là des règles générales qui n'ont que peu d'exceptions.

De l'huile de laurier-sauce, de chenevis, de pied de bœuf, etc., contre les douleurs.

On frictionne, à la chaleur d'un bon feu, la partie souffrante avec de l'huile de laurier-sauce la plus chaude possible. Pour faire ces frictions sur un point douloureux de la tête, il faut préalablement en raser les cheveux ; et si la partie qui souffre est enflammée, c'est-à-dire gonflée rouge, avec un excès de chaleur, comme cela a lieu dans le rhumathisme aigu des genoux, etc., et dans la goutte, il faut, avant de frictionner, faire disparaître la rougeur inflam-matoire au moyen de sangsues, de cataplasmes de farine de riz, ou de farine de lin, ou de mie de pain cuite dans de l'eau de racine de guimauve et du lait avec une tête de pavot. A défaut de l'huile de laurier-sauce, on se sert d'huile de chenevis, d'huile de pied de bœuf ou de l'huile de camomille très chaude ; mais ces huiles sont moins efficaces, à moins qu'elles ne soient belladonisées ou opiacées, c'est-à-dire, à moins qu'on n'y ait fait infuser quelques feuilles de belladone, ou quelques têtes de pavots.

La partie étant frictionnée, on la couvre d'un linge fin, puis de laine faufilée sur un autre linge, ou d'une pièce de flanelle, ou de toute autre enveloppe chaude.

De la peau de mouton récemment écorchée, et des peaux de lapins dans la même condition, contre les douleurs.

On se rend à l'abattoir d'un boucher, lorsqu'il doit dépouiller un mouton. Aussitôt que la peau est enlevée du corps de l'animal, on la replie sur elle-même, la laine en dehors, on l'enveloppe dans une couverture de laine, et après être arrivé près du patient, on la présente encore au feu, pour l'appliquer ensuite toute chaude, et la laine en dehors, sur le membre souffrant, ou sur les reins, ou sur toute autre portion du dos, qui serait envahie par la douleur ; vous l'entourez d'une ou deux couvertures de laine pour la maintenir chaudement ; .vous la laissez trois heures en place ; la même peut servir deux fois en la faisant réchauffer, et se rend au boucher. Le malade, pendant son application, boit un grand verre de lait chaud et sucré, animé de douze à quinze gouttes d'eau de fleurs d'oranger.

On emploie de la même façon les peaux de lapins pour les douleurs de tête ; ces peaux servent pareillement dans les autres douleurs, à défaut de peaux de moutons.

Du son grillé avec sel et vinaigre, et des pommes de terre cuites sous la cendre ou à l'étouffée, dans le traitement des douleurs.

Vous faites griller, dans un chaudron ou dans une poêle, du son de froment, avec une ou plusieurs poignées de sel, et une quantité de vinaigre seulement suffisante pour empêcher le son de brûler ; vous en appliquez ensuite une forte charge sur le lieu douloureux. Lorsqu'il y a gonflement, rougeur et excès de chaleur dans la partie souffrante, il faut faire disparaître, par les moyens déjà indiqués, la rougeur inflammatoire, avant d'employer le son grillé avec sel et vinaigre. Ces charges n'étant point humides, peuvent, dans les douleurs de tête, s'appliquer sans que les cheveux soient préalablement rasés ; il en est de même des cataplasmes de pommes de terre cuites sous la cendre ou à l'étouffée et couverts d'encens broyé. Toutes ces applicaions, dans les fortes souffrances, se font aussi chaudes que possible ; on maintient leur chaleur en les couvrant d'oreillers, de jupons de laine, ou en les entourant de couvertures de laine, de sachets de sable chaud.

Si la partie sur laquelle on doit appliquer le son avec sel et vinaigre, offre des plaies, ou de simples écorchures, on les recouvre de graisse et de linge fin, ou de morceaux de taffetas d'Angleterre, parce que le sel et le vinaigre y produiraient des cuissons douloureuses.

Des cataplasmes de mauve, guimauve, son et de fleur de sureau, contre les douleurs.

On fait bouillir ensemble dans un chaudron d'eau les quatre substances qui viennent d'être indiquées, pendant une demi-heure. On expose d'abord, s'il est possible, la partie douloureuse à la vapeur de cette décoction bouillante pendant un quart d'heure ; puis, prenant la mauve, la guimauve, le son et la fleur de sureau avec une passoire, et les pressant doucement pour faire sortir une partie de l'eau qui y est contenue, on les dépose sur une nappe pliée en deux, laquelle est elle-même étalée sur une couverture de laine pliée en quatre, et on en enveloppe le membre souffrant, les reins, ou telle autre portion du dos, selon le lieu qui est le siège de la souffrance ; on assujétit avec des mouchoirs ce vaste cataplasme sur le malade ; on le laisse trois à quatre heures, et on le conserve chaud par les moyens indiqués pour les cataplasmes de son. Durant cette application, le malade boit encore un bol de lait très chaud, sucré et animé d'eau de fleurs d'oranger.

Ce topique ne serait applicable à la tête qu'autant que les cheveux en seraient rasés. On l'ôte doucement, par-dessous les couvertures du lit, sans mettre à l'air le malade ; on essuie aussitôt toute humidité avec des serviettes chaudes, et on recouvre la partie d'enveloppes de laine grasse, de flanelle, etc., après l'avoir frictionnée avec un peu d'huile d'olive chaude et y avoir étendu un linge fin.

Dans la saison, on emploie d'une manière analogue des feuilles de vigne et de bouleau, ou des feuilles de noyer, que l'on entasse fortement dans un sac pendant trente-six heures, et qui deviennent brûlantes par cet entassement ; après en avoir mis une couche épaisse sur une ou plusieurs couvertures de laine, on en enveloppe le malade pendant deux ou trois heures ; du sureau bâtard, ou hyèble, rôti dans un four, sur un clayon, et appliqué tout brûlant au moyen de couvertures de laine, donne les même résultats.

Des fomentations d'eau de tripailles de veau, de belladone, de jusquiame, etc., dans le traitement des douleurs.

Après avoir fait bouillir dans deux litres d'eau pendant trois heures le tiers des tripailles d'un veau (appelées fraise), vous trempez dans cette eau très grasse des linges pliés en plusieurs

doubles, et après les avoir légèrement tordus,
vous les étalez avec douceur sur le lieu souffrant,
en les recouvrant d'une flanelle. Vous les hu-
mectez de temps en temps avec la même eau.
Ce moyen convient infiniment lorsque le lieu
douloureux est si pénible qu'on n'ose y toucher. On rend plus efficace encore ces applications, que l'on nomme fomentations, en faisant
bouillir une demi-heure, avec les tripailles de
veau, un demi-gros de feuilles de belladone,
ou autant de feuilles de laurier-cerise, ou un
gros de feuilles de jusquiame, ou sept à huit
feuilles de morelle, ou quatre à cinq têtes de
pavot, ou même plusieurs de ces substances
ensemble.

On fait aussi avec la belladone seule des fomentations très utiles. Vous faites bouillir dans
deux litres d'eau un demi-gros de feuilles de
belladone, ou un gros, si le sujet n'est pas très
irritable, pendant une demi-heure; vous trempez des compresses doubles dans cette eau
tiède; on en recouvre la partie souffrante et on
la maintient chaude au moyen de laine, de flanelle, etc. On prépare et on emploie de même
les feuilles de jusquiame, de laurier-cerise, de
laurier-sauce, de morelle, les têtes de pavot,
que l'on fait bouillir dans de l'eau pure ou dans
de l'eau de racine de guimauve.

Dans les douleurs atroces des doigts des
pieds et des mains, appelées acrodynie, on fait
bouillir pendant une demi-heure, dans quatre à
cinq litres d'eau, deux gros de feuilles de bella-

donc, et on met matin et soir les extrémités malades, au plus fort de la douleur, dans ce bain tiède, pendant une demi-heure ou trois quarts d'heure chaque fois; c'est là le remède le plus puissant contre ces affreuses tortures (1).

Des cataplasmes simples et composés de farine de lin, contre les douleurs.

Les cataplasmes simples de graine de lin sont connus : vous faites bouillir de deux à trois onces de farine de lin dans de l'eau pure ou dans de l'eau de racine de guimauve, et vous appliquez sur un linge, à une douce chaleur, ce topique. Vous voulez donner à la farine de lin une efficacité plus notable, vous la faites bouillir une demi-heure, avec une poignée de graines de genièvre, ou avec quatre à cinq feuilles de laurier-sauce, ou de laurier-amandier, ou de laurier-cerise, ou de morelle, ou avec trois ou quatre têtes de pavot et autant de feuilles d'oranger, ou avec deux ou trois feuilles de belladonne ou des feuilles de sauge, de romarin, de

(1) Au lieu de fomentations, on peut faire, sur les parties douloureuses, des frictions avec de l'huile d'amande douce, de l'huile d'olive; avec des huiles de morphine, de jusquiame, de belladone, de laurier-cerise ; avec les baumes de Tolu, du Pérou, avec le baume tranquille, le baume nerval; de la liqueur anodine d'Hoffmann ; tous ces calmants s'emploient chauds ; on en arrose des compresses, dans les douleurs de l'estomac ou du ventre, pour les appliquer sur le creux de l'estomac ou sur le ventre, en les recouvrant d'une flanelle.

menthe, de mélisse, etc., ou plusieurs de ces substances ensemble.

On peut, dans les douleurs de ventre, faire bouillir la farine de lin avec un peu de bon vin, et quelques pincées de fleurs de tilleul et de fleurs d'oranger; on arrose ces topiques d'un peu d'huile.

De l'application du froid, dans le traitement des douleurs.

On sait que lorsque l'on éprouve de la douleur au front et aux tempes, avec chaleur, des compresses d'eau froide vinaigrée apportent un sensible soulagement.

On sait aussi généralement, qu'après une entorse ou une foulure, on se trouve très bien de plonger aussitôt dans l'eau froide le membre foulé ou blessé par l'entorse. Vous remarquerez seulement que, dans ces cas, on pousse maintenant trop loin l'application de l'eau froide, et que nous avons vu les plus graves inconvénients être la suite de cet abus. Après avoir immergé dans de l'eau froide le membre foulé ou tordu, pendant deux ou trois heures, n'allez point au delà; recourez aux cataplasmes émollients de farine de riz, de fécule de pomme de terre, de farine de seigle, cuite dans du petit-lait ou de l'eau de son et de fleurs de sureau. Voulez-vous prolonger plus longtemps l'application de l'eau froide? Modifiez alors ce liquide de cette façon : versez dans un litre d'eau froide un verre d'eau-de-vie, une poignée de sel et quatre à cinq cuillerées de vinaigre ; vous tremperez des compresses dans cette eau ; vous en envelopperez la partie malade en entourant le tout d'un linge sec ; de temps en temps, vous humecterez, avec la même eau froide, les compresses appliquées ; mais ne portez pas encore au delà de huit jours ces applications, qu'il faut remplacer par des cataplasmes émollients, puis par des cataplasmes toniques ou fortifiants.

Les horribles douleurs du choléra étaient adoucies par des frictions avec de la glace sur les parties livrées à la souffrance ; l'action vive de la glace provoquait une réaction, comme dit l'art, et ramenait la chaleur dans les tissus glacés, où siégeait la douleur, comme on détermine une chaleur brûlante dans les mains lorsqu'on les frotte avec de la neige.

Les boissons d'eau froide et de liquide vinaigré sont contraires dans les douleurs de l'estomac et des intestins ; cependant, lorsque ces douleurs sont accompagnées d'une grande chaleur, les boissons froides sont utiles, mais momentanément, et seulement jusqu'à ce que la chaleur brûlante de l'estomac et des intestins soit éteinte.

Quand les douleurs des membres sont accompagnées d'une ardeur vive ou d'un grand feu, on peut donc employer les applications d'eau froide avec avantage, jusqu'à ce que la chaleur ardente soit tombée. On ne devrait, dans les cas où il n'y a point de feu dans le membre douloureux, employer le froid qu'un moment, et pour y ramener la chaleur, comme on le fait aux mains avec de la neige.

Le degré de froid doit être proportionné à celui de la douleur; et si, pour une souffrance médiocre, on a employé un froid intense, comme celui de la glace, on a exaspéré le mal.

L'application du froid gradué est un remède puissant contre les douleurs névralgiques de la face et celles de la tête; elle se pratique de cette manière :

Sur la partie douloureuse de la face, vous appliquez pendant deux jours des compresses imbibées d'eau tiède; durant deux autres jours, vous appliquez des compresses arrosées d'eau seulement dégourdie; les cinq jours suivants, les compresses sont humectées d'eau puisée depuis vingt-quatre heures; ce temps expiré, on les arrose d'eau vive sortie depuis peu du puits, pendant huit à quinze jours; enfin de glace pilée et renfermée dans une vessie, lorsque les douleurs sont intenses et opiniâtres (1).

Les douleurs hystériques, qui dépendent d'une irritation du système nerveux général, et sont

(1) Il est des douleurs effrayantes du cou qui reviennent par intervalles, et dont les frictions avec de la glace sont encore le remède le plus efficace; on leur associe des ventouses sur le lieu douloureux et sur l'épine du dos; des frictions avec de l'huile de morphine, de l'huile de laurier-sauce, de l'huile de jusquiame très chaudes; des cataplasmes de farine de lin composés, et le sous-carbonate de fer dans des demi-lavements d'eau de graines de lin très épaisse, depuis la dose de 5 grains jusqu'à 3 et 4 gros, délayé dans un ou plusieurs jaunes d'œufs.

changeantes, se portent des intestins à l'estomac, à la tête, à la poitrine, ou aux reins, etc., cèdent par des bains d'eau froide; mais voici à quelles conditions : on ne reste d'abord dans l'eau froide qu'un instant; puis on prolonge l'immersion d'une à quelques minutes, et, par degrés, un demi-quart d'heure, un quart d'heure, une demi-heure, et jusqu'à trois quarts d'heure; on ne prend ces bains que dans la belle saison, et au plus fort de la chaleur du jour, entre midi et deux heures. Au sortir de l'eau, on s'enveloppe d'un drap chaud, et après s'être recouvert de ses vêtements, on se promène une heure au grand soleil, la tête défendue par un chapeau de paille contre ses rayons trop ardents.

Lorsque la poitrine est délicate, sensible, on n'applique le froid sur une autre partie du corps, qu'en protégeant la poitrine par des cataplasmes très chauds ou d'autres moyens analogues; et si le sujet souffrant tousse, on n'applique point le froid, ou on n'y a recours que peu de temps, en mettant encore la poitrine à l'abri de ses impressions par des enveloppes ou des corps très chauds.

De l'application de la chaleur sous ses diverses formes, dans le traitement des douleurs.

La plupart des douleurs physiques qui assaillissent l'homme, ayant pour cause des impressions du froid, on conçoit parfaitement que la chaleur puisse en être un des remèdes naturels.

Êtes-vous tout à coup surpris par des douleurs

d'estomac, de ventre, de membres, ou de tout autre point du corps? Vous faites chauffer des serviettes, et vous les appliquez bien chaudes sur le lieu douloureux; il est très rare que vous n'en éprouviez à l'instant même du soulagement; le bienfait qu'on en reçoit devient plus prompt et plus sensible, si l'on applique les corps chauds en même temps sur les extrémités des membres et sur les parties qui environnent le lieu douloureux.

Les douleurs dont vous êtes saisi sont-elles intenses? Faites chauffer presque brûlante une tuile neuve ou un carreau; arrosez-les de fort vinaigre ou d'eau de Cologne, et après les avoir enveloppés d'un linge, appliquez-les à cette haute température sur le siège de la souffrance.

Une pelle à feu rougie au foyer peut, dans presque tous les cas de douleur, être présentée utilement à la partie souffrante, d'abord assez loin pour ne faire éprouver qu'une douce chaleur, et ensuite de plus en plus, jusqu'à ce qu'elle soit aussi rapprochée qu'on pourra l'endurer. On la laisse dans cette position un temps plus ou moins long, selon la force du mal.

Êtes-vous brûlé sans qu'il y ait plaie à la peau? Présentez à l'instant, au feu même du foyer, la partie brûlée, et vous en serez soulagé.

La chaleur graduée est un des moyens de l'efficacité la plus remarquable contre les douleurs opiniâtres. Êtes-vous affligé, par exemple, d'une sciatique rebelle, qui a déjà résisté à un grand nombre de moyens? Vous disposez devant un grand feu un sommier ou matelas ; vous vous placez sur ce sommier, de façon à présenter à la chaleur du foyer la partie souffrante mise à nu, mais surmontée d'une ou deux couvertures de laine formant au-dessus d'elles et un peu en avant, un abri contre les courants d'air ; vous vous tenez assez éloigné du feu pour n'en ressentir qu'une douce chaleur ; mais par degré on vous rapproche du foyer, jusqu'à ce que vous soyez aussi près que vous pouvez l'endurer ; vous restez dans cette position un quart d'heure le premier jour, et graduellement une demi-heure, trois quarts d'heure, une heure, et jusqu'à trois et quatre heures les jours suivants, selon l'opiniâtreté et la mesure d'intensité de la souffrance. Si celle-ci est extrême, on peut, dès le premier jour, rester quatre heures exposé à l'ardeur du feu ; et deux ou trois épreuves de cette durée suffisent.

Après la première exposition, on applique cinq à six sangsues sur le lieu où se manifeste le plus de rougeur ; et durant les expositions suivantes, on frictionne la partie souffrante avec de la pommade de belladone mêlée à du cérat, ou à de la pommade d'Authenrieth, par parties égales. On ne va pas au delà de huit à dix épreuves ou séances ; et si elles sont bien faites, il arrivera fort rarement qu'on ne soit guéri.

Pour employer ce moyen dans de grandes douleurs de dents, il faudrait se couvrir le reste de la tête placé en face du feu d'une enveloppe épaisse de laine, de flanelle ou d'un tissu analogue.

On ne pourrait recourir à cette ressource, pour les douleurs du crâne, qu'autant que celles-ci seraient portées à un degré extrême, et qu'on ne serait point prédisposé aux apoplexies par un corps replet, un col court, et qu'on n'éprouverait point de ces éblouissements qui sont les signes précurseurs de l'état apoplectique, encore faudrait-il ne pas rester soumis aux atteintes du feu plus d'une heure ou deux.

Ce moyen ne devrait pas non plus être employé pour le creux de l'estomac, à moins que les douleurs n'en soient affreuses et intolérables.

La chaleur, comme le froid, pour être utilement appliquée, doit être proportionnée au degré de la douleur ; une grande chaleur, pour de faibles souffrances, exaspérerait le mal. Mais plus on souffre, plus on peut supporter un degré élevé de chaleur, en sorte que l'on trouve dans cette tolérance du feu une règle pour le degré auquel on doit l'appliquer.

De l'application de la chaleur et du froid, alternant l'une avec l'autre, dans le traitement des douleurs.

Souffrez-vous d'une douleur désespérante de l'estomac ou du ventre qui s'est jouée de tous vos moyens ? Construisez, avec quatre montants et plusieurs couvertures de laine, une espèce de petite cellule ; placez dans cette cellule un chaudron d'eau bouillante couvert de morceaux de planches, ne laissant qu'une ouverture vers le

milieu du vase, pour passer une colonne de vapeur; étant dépouillé de de vos vêtements, et
portant à la ceinture un simple tablier, présentez
le lieu douloureux, le ventre ou l'estomac, à la
colonne de vapeur, jusqu'à ce que vous soyez
tout inondé de sueur; vous relevant alors, vous
vous rendez à l'ouverture de la cellule, en écar-
tant la couverture qui la ferme; une main chari-
table, munie de compresses trempées dans une
cuvette préparée, vous lance, à plusieurs reprises, des flaques d'eau froide au creux de
l'estomac, ou au ventre et à la figure, après quoi
vous vous retirez pour présenter de nouveau le
lieu douloureux à la colonne de vapeur, pour re-
commencer le même manège, qui se renouvelle
encore deux fois. Sorti de la cellule, vous vous
enveloppez d'un drap chaud et vous vous re-
mettez pendant une heure dans votre lit bassiné,
où l'on vous frictionne sur l'épine du dos et les
membres avec quelques gouttes d'essence de
térébenthine très chaude ou d'eau de cologne,
sur une flanelle; on ne dépasse pas dix à quinze
bains de suite.

Ces alternatives du froid et de la chaleur réus-
sissent peu parmi nous dans les douleurs de
membres et de l'épine du dos; mais elles constituent un remède souverain contre celles de
l'estomac et du ventre, pourvu qu'elles ne soient
pas accompagnées de quelque désorganisation
profonde.

Dans les jours de forte chaleur, des flaques
d'eau froide dardées à plusieurs reprises au creux

de l'estomac ou au ventre et à la figure, dans le cas de souffrance des organes digestifs, produisent de bons effets.

Des ventouses et des vésicatoires, dans le traitement des douleurs.

Pour faire des ventouses, on sait qu'on jette un peu de papier chiffonné et allumé dans un verre que l'on renverse aussitôt sur la partie à ventouser et que l'on détache ensuite après un temps plus ou moins long, en interposant l'ongle d'un doigt entre les chairs et le bord du verre qui les presse.

Il est peu de douleurs récentes qui ne puissent être enlevées par les ventouses seules, si l'on sait en faire un usage intelligent.

On rendra plus efficaces les ventouses, en incisant légèrement avec un rasoir les parties sur lesquelles on doit les poser ; le sang qui sort de ces petites incisions, dispense de l'application des sangsues ; nous avons déjà averti que les ventouses ainsi pratiquées, se nomment ventouses scarifiées.

Pour guérir plus promptement d'une douleur, on applique deux fois par jour les ventouses, et sur le lieu douloureux et sur les autres régions du corps ; on commence chaque séance par ventouser quelques parties non malades du corps, si le lieu souffrant est trop irritable et trop sensible au toucher ; les premières ventouses sont légères ; on rend les autres plus fortes, en mettant plus de papier chiffonné dans le verre ;

on ne laisse d'abord à chaque séance les ventouses en place qu'un instant, ensuite d'une à plusieurs minutes ; on n'emploie les petites incisions ou scarifications que dans les cas les plus graves. A l'aide de ce moyen, vous opérerez quelquefois des miracles.

Un individu est-il envahi tout à coup par des douleurs de membres telles, qu'on ne saurait le toucher du doigt sans lui arracher des cris, et qu'il est gisant dans son lit sans pouvoir produire aucun mouvement ? Vous appliquez quelques ventouses scarifiées sur les côtés du cou, derrière les épaules, sur les bras, et vous déparalyserez instantanément ces membres ; vous pouvez les froisser sans exciter de douleur. La même opération, répétée sur les reins, les hanches, les cuisses et les jambes, déparalyse à leur tour les membres inférieurs par une espèce de prodige, et l'individu, en quelques minutes, peut les mouvoir sans souffrir. Si la maladie est accompagnée d'une fièvre, on continue le traitement par des ventouses, tantôt sèches, tantôt scarifiées, alternant avec la saignée générale ou des sangsues au fondement, de douze à quinze, jusqu'à ce que la fièvre tombe ; on a recours en même temps aux cataplasmes simples et composés, et aux fomentations indiquées plus haut ; la diète doit être absolue, et les aliments remplacés par des tisanes adoucissantes de fleur de guimauve, d'orge, de figues, etc. (1)

____

(1) Chaque séance de ventouses doit durer de trois

Les vésicatoires ont des chances variées de succès : une douleur subite vient-elle de se déclarer au creux de l'estomac? un vésicatoire, appliqué sur le lieu même de la souffrance, pourra l'enlever avec une merveilleuse promptitude. Quelquefois l'application du vésicatoire est aussi heureuse dans la douleur non invétérée quoique déjà ancienne de l'épaule, du bras, du dos, des genoux ; mais il faut bien dire aussi qu'elle échoue encore plus souvent, ou produit peu d'effet, dans ces mêmes affections douloureuses ; c'est un moyen douteux, mais qu'on doit essayer lorsque le siège de la douleur n'est point enflammé. On le rend plus efficace en le pansant avec de la pommade de belladone, avec de l'acétate et de l'hydrochlorate de morphine ; par exemple, pour une douleur sciatique, vous établissez sur le trajet de la souffrance, un petit vésicatoire à la fesse, un second près du genou, et un troisième au-dessus de la cheville : vous pansez deux fois par jour chacun de ces trois vésicatoires avec un cinquième de grain d'acétate de morphine, ou un sixième de grain d'hydrochlorate de morphine, ayant soin à chaque pansement de laver les plaies et de les rendre vives.

Si c'est au front ou sur les tempes que vous devez appliquer le vésicatoire, pour des douleurs de tête, vous plongez un dé à coudre dans la pommade de Gondret, vous l'appliquez sur le

quarts-d'heure à une heure, pour avoir la plénitude de ses effets.

front ou la tempe pendant dix minutes, vous es-
suyez la place avec un linge un peu rude pour
en ôter la surpeau, et vous répandez sur la petite plaie un quart de grain d'acétate de morphine que vous recouvrez d'un linge fin, puis
d'un mouchoir ; ces moyens donnent du soulagement, mais amènent rarement une guérison
complète.

Un vésicatoire sur les fausses côtes gauches,
à une main au-dessous du sein, et pansée chaque deux ou trois jours avec de la pommade de
belladone, aide à guérir les douleurs de l'estomac
et du flanc du même côté.

Des sinapismes simples et composés ; de l'essence de
térébenthine ; du baume de copahu, etc., et du tabac à
fumer, contre les douleurs.

Les sinapismes, ou cataplasmes de farine de
moutarde, humectés de vinaigre chaud, s'appliquent comme des ventouses et sur le lieu
douloureux, pourvu que la peau n'en soit pas
enflammée ou irritée, et sur les parties non-
souffrantes du corps. On les applique purs ou
adoucis, avec moitié de farine de lin ou avec
la même proportion de mie de pain ; dans ces
derniers cas, on les laisse plus longtemps ;
exemple : si c'est une sciatique que vous avez
à traiter, et si la peau du membre n'est point
sensible au toucher, vous faites donc un vaste
cataplasme, moitié de farine de moutarde et
moitié de farine de lin, arrosé de vinaigre tiède
Le premier jour, vous l'appliquez pendant

deux heures depuis les reins jusqu'à la mi-cuisse ; le second jour depuis la mi-cuisse jusqu'à la mi-jambe ; le troisième jour, depuis la mi-jambe jusqu'au talon, toujours pendant une durée de deux heures ; vous recommencerez, avec un second cataplasme tout semblable, trois nouvelles applications sur les mêmes parties ; si le cataplasme était de moutarde pure, on ne le laisserait qu'une demi-heure à une heure, excepté dans les cas d'excessives souffrances, si la peau ne se trouvait pas trop irritée.

Sinapismes modifiés : — Dans un cas de coliques violentes, vous faites bouillir ensemble vingt onces de farine de moutarde, et trois onces de farine de lin, avec un peu de bon vin ; vous arrosez le tout d'huile d'olive, et vous l'appliquez très chaud sur la douleur, que vous enlevez très souvent par cette seule application.

Exemple autre : Dans un cas de coliques atroces, rebelles, revenant périodiquement, vous mêlez ensemble trois onces de farine de moutarde, trois pincées de poivre, une poignée de sel égrugé ou pilé fin, et deux gousses d'ail écrasées, le tout arrosé de vinaigre très chaud ; vous l'appliquez sur la douleur, que vous enlevez également maintes fois par cette seule application.

Il est cependant des coliques qui résistent à ces puissantes médications, et qui cèdent à la saignée générale, à une application de douze à quinze sangsues disséminées sur le trajet de la douleur, et à de grands bains ; c'est donc à ces

moyens qu'il faut recourir lorsque les sinapismes indiqués sont sans succès ; on pourrait
toutefois encore employer beaucoup d'autres
moyens, tels que la chaleur graduée, les fumigations chaudes alternant avec des aspersions
d'eau froide, etc.

En appliquant les cataplasmes de farine de
moutarde sur les parties non souffrantes du
corps, on détourne le mal de son siège, et on
en vient plus facilement à bout. Êtes-vous travaillé d'un mal de tête violent ? Vous appliquez les cataplasmes de farine de moutarde mi-
tigés avec de la mie de pain, ou pure, sur les
jointures des jambes et sur celles des bras, tous
les jours, sur deux articulations en même temps,
une ou deux fois, selon la gravité du mal, pendant une heure ou une demi-heure, c'est-à-
dire jusqu'à ce que la peau soit rouge. Vous
les réappliquez après avoir parcouru les jointures des membres, le long de l'épine du dos,
puis sur les parties les plus charnues du corps.
L'essence de térébenthine, le baume de copahu,
le baume de Fioraventi, s'emploient comme
les sinapismes, sur les tissus souffrants et sur
ceux qui ne souffrent pas ; mais on s'en sert en
frictions, et on les fait chauffer presque brûlants.

Le tabac à fumer fournit un remède souverain contre les douleurs de côté, dans les vingt-
quatre heures de leur début. Exemple : Êtes-
vous assailli soudain par une douleur violente de
côté ? Vous faites bouillir aussitôt deux onces

et demi de tabac à fumer dans trois verres de vin, jusqu'à réduction, c'est-à-dire jusqu'à ce qu'il n'y ait plus dans le poëlon de vin liquide; vous ajoutez une ou deux cuillerées d'huile d'olive, et vous appliquez ce topique presque brûlant sur la douleur, qui disparaît très promptement. Ce cataplasme n'a qu'une vertu ordinaire d'adoucissement, si on l'applique plus de vingt-quatre heures après que le mal a commencé; il rendra de bons offices encore dans les autres souffrances, à condition que la peau qu'il recouvrira ne sera pas irritée et sensible au toucher.

Exemples d'applications différentes : Dans un cas de douleur de dents, vous faites bouillir deux onces de tabac à fumer dans un litre d'eau; puis, ouvrant la bouche, et l'entourant d'une serviette ainsi que le vase qui contient la décoction, vous exposez la douleur à cette vapeur brûlante, pendant dix à quinze minutes; après quoi vous prenez une pincée du tabac qui a bouilli, vous la déposez sur la dent douloureuse, et vous vous jetez sur un lit, la tête enveloppée d'un jupon de laine ou d'une portion de couverture. Des fumigations de plantes aromatiques et de feuilles d'oranger, de graines et de bois de genièvre, de buis, etc., seraient pareillement utiles contre les intolérables douleurs de dents. Si ces moyens échouent, cinq à six sangsues à la mâchoire, vis-à-vis le point de la souffrance; cataplasme calmant indiqué plus haut; vous appliquez sur la dent une mèche de coton trempée dans la composition qui suit : Une once d'eau de mélisse, un gros d'eau de fleurs d'oranger, un demi-gros de laudanum ; on tient les oreilles couvertes de morceaux de peau de lapin maintenus au moyen d'un mouchoir passé sous le cou et lié sur le sommet de la tête.

Des sangsues, de la saignée générale, des bains et des fumigations dans le traitement des douleurs.

Dans les douleurs très anciennes et rebelles du canal de l'urine et de la vessie ; dans les douleurs invétérées des reins ou de tout autre région de l'épine du dos; dans les douleurs invétérées et accompagnées de vomissements de l'estomac; dans les douleurs invétérées de la poitrine, les sangsues sont généralement nuisibles.

L'application des sangsues est utile, en général, dans toutes les espèces de souffrances récentes ; pourvu qu'on les applique en quantité modérée, qu'on n'en réitère pas trop l'usage, et qu'on leur associe d'autres moyens propres à calmer les douleurs, frictions, cataplasmes, etc.

Dans les souffrances de tête, on se trouve bien d'une ou deux sangsues appliquées aux narines; on se sert pour cela d'un petit cornet de papier dans lequel on introduit la queue de la sangsue.

Lorsque les parties souffrantes sont rouges, enflammées, comme il arrive dans la goutte et dans le rhumatisme aigu des genoux, etc., les sangsues s'appliquent autour de la rougeur.

L'emploi de ce moyen est tout puissant dans

certaines douleurs rebelles du flanc ou d'un des côtés de la poitrine, si on l'applique en cette manière : quinze à vingt sangsues une première fois sur la place douloureuse, huit à dix sangsues quatre jours après ; vous en réappliquez de cinq à sept, huit jours plus tard. Le régime et les boissons adoucissantes sont toujours ici supposés.

Toutes les fois que les douleurs sont accompagnées d'une forte fièvre, la saignée générale est utile, quelquefois nécessaire ; mais il est infiniment rare que ce moyen guérisse seul.

Dans les névralgies et les rhumatismes ordinaires, sans fièvre notable, la saignée générale est un mauvais moyen.

Les grands bains de son, de tripaille de veau, de farine de lin ou de racine de guimauve, avec sept à huit têtes de pavots, ou avec une once de feuilles de belladone, de jusquiame, deux onces de feuilles de morelle ; ou avec une forte poignée de sauge et de romarin, de la pariétaire et de la fleur de sureau, etc., sont très utiles dans le rhumatisme goutteux, après la saignée générale et les sangsues ; de même dans les douleurs d'estomac, de ventre, de reins ; le malade, dans les cas de souffrance extrême, peut y rester de deux à trois heures ; au sortir de l'eau, on l'enveloppe d'un drap chaud, et on le remet dans son lit bassiné, où on le frictionne avec quelques gouttes d'eau de Cologne ou d'essence de térébenthine très chaude sur une flanelle, pour redonner du ton à la peau que le contact de l'eau a attendrie. Il faut, dans le traitement des douleurs, se passer des grands bains autant qu'on le peut, durant les saisons pluvieuses du printemps et de l'automne, et rigoureuse de l'hiver. Les grands bains sont contraires s'il y a des battements de cœur, ou un anévrisme, ou une hypertrophie de cet organe; si le malade tousse beaucoup; et il faut entourer le front et les tempes de compresses d'eau froide vinaigrée, s'il est prédisposé à l'apoplexie, c'est-à-dire s'il a le col court, le corps replet, ou s'il éprouve des éblouissements.

Les bains de siège sont utiles comme les bains de pieds, dans les douleurs de tête; on enveloppe le front et les tempes, durant ces bains, de compresses d'eau froide vinaigrée.

Les bains de siège, composés comme nous venons de le dire des grands bains, sont précieux contre les douleurs du ventre et des reins; ils sont nuisibles dans les douleurs invétérées des organes de l'urine et de la matrice, dont ils augmentent l'engorgement.

Les fumigations de bois et de graines de genièvre, celles de buis, branche et racine, bouillant dans de l'eau, peuvent rendre de grands services dans les rhumatismes récents et anciens; on y reste exposé d'une demi-heure à une heure; après quoi on se conduit comme après les grands bains.

La complète guérison des douleurs étant accomplie, on raffermit les membres qui en ont été le siège, par les toniques ou les fortifiants que nous avons indiqués en exposant les maximes générales.

Du Traitement auxiliaire et indirect des Douleurs.

Durant tout le traitement des douleurs, et quelques temps après, on tiendra la partie souffrante couverte d'enveloppes chaudes : de laine grasse, de ouate, de flanelle, etc.

On évitera de se trouver dans des courants d'air, de travailler sans vêtements suffisants le matin et le soir; de se reposer sur la pierre froide ou la terre nue, de poser ses pieds nus sur le carreau froid : ces précautions, du reste, sont de toute la vie.

Les aliments seront doux, en quantité modérée; on ne prendra rien de froid ni d'acide, surtout dans les douleurs d'estomac et de ventre, durant le traitement, et longtemps après pour les dernières espèces de souffrances dont nous venons de parler; les douleurs extrêmes ou avec fièvre intense, commandent une diète absolue.

Les tisanes sont les mêmes que celles que nous prescrirons pour les maladies de l'estomac. Elles forment un traitement direct dans les douleurs des organes de la digestion.

On s'abstiendra de liqueurs et de vin, même coupé d'eau, pendant le traitement des souffrances, et longtemps après, si ce sont les intestins ou l'estomac qui ont été le siège de la douleur.

Des lavements, dans le cas de coliques, sont des moyens non-seulement opportuns, mais directs; on prend des demi-lavements avec des décoctions de graine et de racine de guimauve, ou de l'eau de graine de lin, ou de l'eau de veau, ou avec du lait et une demi tête de pavot, ou sept gouttes de laudanum, ou quelques feuilles de morelles, ou de feuilles de laurier-cerise, ou de feuilles d'oranger, ou de laurier-sauce, quelques gouttes d'éther, etc.

On aide à l'efficacité de tous ces moyens, par les potions dites calmantes, dont on prend une cuillerée à soupe chaque trois ou quatre heures ou plus souvent, dans les souffrances extrêmes, et qui se composent ainsi qu'il suit.

Seize onces de décoction de dattes et de jujube, ou d'eau de laitue; une once de sirop de pavot blanc, ou de sirop de laurier-cerise, ou de sirop de jusquiame, ou de sirop de codéine, ou de sirop de morphine; deux gros de sirop d'éther, une once de sirop d'asperge, trois onces de sirop d'althéa, le tout mêlé.

CHAPITRE II.

Des Maladies de la Poitrine.

Nous avons insisté longuement sur le traitement des douleurs, parce qu'elles sont, pour la condition humaine, une de ses plus hautes infortunes, et que l'en affranchir, du moins en partie, est lui rendre le plus signalé des services, et mettre en pratique le meilleur des socialismes.

Nous consacrerons les mêmes soins au traitement des maladies spécialement dites. La poitrine renferme des organes destinés à la respiration et des organes destinés à la circulation.

Article I. — Maladies des organes de la respiration et de leurs annexes.

ASTHME.

Nous avons en vain demandé à la science un soulagement durable contre cette affreuse maladie ; tous les moyens qu'elle indique échouent généralement. Voici l'ensemble de ceux qui nous ont réussi.

L'asthme consiste, comme on sait, dans une gêne de la respiration, dans des crises d'horrible suffocation, dont le retour est périodique, et qui reviennent surtout aux divers changements de temps : crises affreuses où le malade est près d'expirer, contraint de se mettre sur son séant, dans son lit, ou de se relever ; nous en avons vu passer six mois de l'année, contractés dans un fauteuil, entre la vie et la mort.

On distingue l'*asthme sec* ou nerveux, dans lequel le malade crache peu, et l'*asthme humide catarrhal*, où l'on expectore beaucoup.

Traitement :

PREMIÈRE PRESCRIPTION.

Prendre matin et soir trois à quatre cuillerées d'eau minérale de Bonnes, dans un demi-verre de racine de guimauve ; prendre dans la journée de la même tisane sucrée avec du sucre, ou mieux avec du sirop de thridace.

Frictionner le soir, pendant cinq jours, le bas de la poitrine, avec sept à huit gouttes d'essence de térébenthine très chaude sur une flanelle ; au bout de cinq jours, les mêmes frictions se feront pendant cinq autres jours au dos vis-à-vis le creux de l'estomac.

Sept à huit sangsues au siège (ou au fondement) ; et si le malade est très fort, douze.

Tous les jours lavements de fleurs de tilleul avec un peu de racine de valériane.

Se mettre le soir, pendant une demi-heure, les pieds jusqu'à mi-jambe dans un bain très chaud, avec un demi-gros d'acide sulfurique ; le même bain peut servir deux fois.

Pendant tout le traitement, abstinence de vin, même mêlé d'eau, et de viandes de porc, bœuf et mouton ; ne rien boire et ne rien manger de froid ni de sur ou d'acide ; éviter toutes les causes de refroidissement signalées contre les douleurs.

Et la première prescription se fera pendant dix à douze jours.

DEUXIÈME PRESCRIPTION, POUR LE MÊME TEMPS.

Prendre trois fois par jour, quatre cuillerées d'eau du Mont-d'Or dans un demi-verre de lait chaud.

Boire en outre, trois heures après chaque repas, un verre de tisane de fleurs de pas d'âne et de fleurs de guimauve sucrée avec du sucre-candi, ou mieux avec du sirop d'asperges.

Se frictionner tous les jours une fois, au creux des aisselles et au creux des jarrets, avec gros comme une noisette de pommade d'Authenrieth.

Tous les jours, lavements de pariétaire avec

deux ou trois feuilles d'oranger ; et si l'on n'est pas trop fatigué, continuer tous les deux jours les bains de pieds.

TROISIÈME PRESCRIPTION, POUR DIX A DOUZE JOURS.

Prendre de la tisane de figue sucrée, matin et soir, avec une cuillerée à café de sirop de laurier-cerise pour un verre de tisane, et dans la journée avec du miel ou du sirop de laitue.

Quand une tisane n'est point assez sucrée par du sirop à petite dose, on achève de la sucrer avec du sucre. Cette règle est générale.

On applique le soir, pendant deux heures, sur le bas de la poitrine et sur le creux de l'estomac, un large cataplasme de farine de lin arrosée d'huile de morphine et de teinture de Tolu. Le même cataplasme peut servir quatre à cinq fois, en l'arrosant un peu de nouveau chaque fois.

Appliquez le soir, pendant une demi-heure, un cataplasme de farine de moutarde arrosée de vinaigre et chaud, sur une des jointures des jambes, c'est-à-dire au cou-de-pied, aux jarrets, à l'aîne ; le même cataplasme sert toujours plusieurs fois.

Tous les jours, lavements d'eau de poireau avec un demi-gros d'assa-fœtida délayé dans un jaune d'œuf.

QUATRIÈME PRESCRIPTION, POUR LE MÊME TEMPS.

Tisane de fleurs de violette et de fleurs de guimauve sucrée, matin et soir, avec du sirop de morphine ; on ne met que quinze gouttes de sirop dans un verre de tisane, en ajoutant un peu de sucre ; on sucrera dans la journée avec du miel, ou mieux avec du sirop d'asperge.

Frictionner tous les soirs le dos et la poitrine

avec sept à huit gouttes de baume de copahu très
chaud sur une flanelle. Cataplasme de farine de
moutarde sur le gras des jambes ou les cuisses.

Tous les soirs, lavements de houblon, avec deux
feuilles de laurier-cerise.

CINQUIÈME PRESCRIPTION, POUR DOUZE A QUINZE JOURS.

Tisane de gruau sucré avec du sirop de digitaline ou de digitale. — Cataplasmes de farine de
moutarde arrosée de vinaigre, une demi-heure le
matin, le long de l'épine du dos. — Cataplasmes
de pommes de terre cuites à l'étouffée et arrosées
d'hydrochlorate d'ammoniaque et d'huile d'olive,
deux heures le soir sur le bas de la poitrine et
sur le creux de l'estomac ; le même cataplasme
sert toujours plusieurs fois. — Réappliquez sept
à huit sangsues au fondement, si le malade n'est
point trop affaibli ; lavements de tête de camomille
avec trois ou quatre feuilles de morelle et une ou
deux feuilles d'oranger.

Il ne faut point interrompre ce traitement,
mais l'exécuter en entier. Lorsqu'après l'avoir
accompli, on n'est point suffisamment débar-
rassé, on recommence quelques-unes des pres-
criptions précédentes ; on prend des bains de
siège d'une heure avec une demi-livre de moutarde ; dans les cas les plus rebelles, nous avons
passé un séton sur les fausses côtes gauches, un
peu au-dessous du sein ; quelquefois, pour prévenir les rechutes, on est obligé de porter un
cautère au bras. Les ventouses sèches et parfois
scarifiées, à l'épine du dos et aux membres, sont
si utiles dans l'asthme, que nous avons, avec ce

seul moyen cependant, prolongé plus long-temps, et appliqué plusieurs fois la semaine, fait disparaître les accès de cette maladie.

Si, dans la suite, le mal, après avoir cessé, veut reparaître, on emploie aussitôt quelques-uns des moyens qui ont le mieux réussi.

CATARRHE AIGU ET CHRONIQUE.

Le catarrhe aigu est une toux de poitrine qui survient subitement, et dans laquelle les crachats sont blancs, mousseux, quelquefois mêlés de filets de sang ; plus ils sont collants, plus la maladie est grave. Lorsque le catarrhe dépasse six semaines à deux mois, il prend le nom de *chronique* ou d'ancien, et dispose à la phthisie pulmonaire, cette terrible affection. Remède :

Abstinence de vin, de toute nourriture de difficile digestion ; diète plus ou moins sévère, suivant la gravité du mal ; ne rien prendre de froid ni d'acide ; se tenir très chaudement ; parler peu, pour ne point provoquer la toux. S'il y a douleur de côté, on emploie les moyens indiqués au chapitre des douleurs. S'il y a forte fièvre, on applique quelques sangsues au fondement, ou on pratique une saignée modérée, si le malade n'est point trop faible.

Pour tisane, infusion de fleurs de violette et de fleur de guimauve, sucrée avec du sucre ou du miel ; — infusion de fleurs de bouillon blanc, que l'on passe dans un linge fin ; — infusion de fleurs de pas d'âne et de fleurs de guimauve ; — décoction de pommes de terre, que l'on passe dans un linge fin, et dont on jette la première eau après un tour de bouillon ; deux moyennes pommes de terre, pelées et coupées par morceaux, se font bouillir dans un litre d'eau, jusqu'à ce qu'elles puissent s'écraser sous les doigts ; — décoction de gruau, ou de tapioca, ou de salep ; on délaye à froid deux cuillerées d'une de ces farines dans un litre d'eau, que l'on fait bouillir ensuite une demi-heure ; — Décoction, pendant une demi-heure également, de figues ou de dattes, ou de jujubes, ou de fèves de cacao, ou de pomme de reinette, ou de raisins de Corinthe, ou de graines de coing, ou d'amandes douces ; on met trois figues coupées en quatre pour un litre d'eau, quatre à cinq dattes, la même quantité de jujubes, quatre à cinq fèves de cacao broyées, une moyenne pomme de reinette pelée et coupée en morceaux, une cuillerée rase de graines de coing, sept à huit amandes douces pelées et concassées, pour la même mesure d'eau ; chacune de ces tisanes s'emploie de huit à quinze jours ; on les sucre avec du miel ou du sucre ordinaire, avec des sirops d'asperge, de laitue, de thridace, de Johnson, d'althéa, de capillaire, de mou de veau, de colimaçons, de choux rouges, de jujubes, d'orgeat ; on met une cuillerée à soupe de ces sirops par verre de tisane ; on sucre aussi avec des sirops de pavot blanc, de morphine, de codéine, de jusquiame, de belladone, de laurier-cerise, d'éther ; on ne met que douze à quinze gouttes de chacun de ces sirops par verre de tisane, en achevant de sucrer avec du sucre. Le même sirop, comme les tisanes, s'emploie huit à quinze jours; moins, si le malade s'en fatigue; plus longtemps, s'il s'en trouve très bien.

On peut, matin et soir, dans les grandes crises de toux, prendre pure une cuillerée à café de sirop de pavot blanc ou d'un des cinq ou six derniers sirops; ou une cuillerée à soupe de la potion calmante indiquée à la fin du traitement des douleurs; on continue cette potion pendant la journée, une cuillerée chaque deux ou trois heures, si la toux est fréquente et rebelle.

Outre les cataplasmes que nous avons indiqués contre l'asthme, et que l'on emploie ici de la même manière, on peut appliquer tous les jours, une fois ou deux, sur la poitrine, du son et de la fleur de sureau délayés dans un poëlon, avec sel et très peu de vinaigre, durant deux ou trois heures.

Frictions : On fait à l'épine du dos et aux jambes, aux aisselles et aux creux des jarrets, les mêmes frictions que celles qui sont prescrites pour l'asthme. On peut en outre frictionner la poitrine avec de l'huile d'amandes douces tiède, avec de la liqueur anodine d'Hoffmann, avec des huiles de morphine, de nicotiane, de jusquiame, de belladone, toujours tiède.

CATARRHE CHRONIQUE.

Si une toux mal traitée reste opiniâtre et passe à l'état chronique ; remède : Tisanes, frictions et cataplasmes, comme pour le catarrhe aigu. On applique en outre à l'épine du dos, entre les deux épaules, ou sur les reins, une emplâtre d'onguent vert, ou d'onguent basilicum, ou de poix blanche, ou de térébenthine ; on promène quelques vésicatoires volants sur le haut de la poitrine ; on établit à l'un des deux bras un cautère ou un vésicatoire permanent.

Vers la fin de la maladie, quelques cuillerées de bon vin vieux de Bordeaux, mêlé à autant d'eau tiède et sucrée, prises une ou plusieurs fois le jour avant les repas, contribuent à accomplir la guérison, de même que le sirop de cannelle, l'eau distillée de graines de genièvre, la tisane de cette même baie ; la tisane de fleurs de pas d'âne et de fleur de guimauve, coupée d'un quart de bon bouillon ou d'un quart de lait, et sucrée avec du sucre candi, mérite d'être recommandée dans le traitement du catarrhe ; on prend aussi, avec beaucoup d'avantage, chaque deux ou trois heures, dans la toux rebelle, une cuillerée de jus d'oignon cuit sous la cendre, et mêlé par moitié de jus de réglisse noire, que l'on fait fondre à une douce chaleur avec le jus d'oignon.

PNEUMONIE. *(Inflammation de la poitrine.)*

Lorsqu'un individu est pris tout à coup d'une douleur violente de côté, avec toux, et qu'il rend des crachats couleur de rouille, c'est en même temps une pleurésie et une pneumonie, que l'on désigne sous le nom général de *pleuro-*

pneumonie. On attaque la pleurésie annoncée par le point de côté, par les moyens que nous avons indiqués contre la douleur pleurétique de côté. On traite la pneumonie par une ou plusieurs saignées générales, selon la gravité de la maladie et la force du sujet, ou par douze sangsues appliquées une ou plusieurs fois au fondement. Les tisanes, les cataplasmes, les frictions, les vésicatoires sont les mêmes que pour le catarrhe aigu et chronique ; la diète est absolue.

LARYNGITE (*ou toux de gorge*).

C'est une maladie qui a son siège dans l'organe de la voix (appelé *larynx*), et qui s'accompagne de toux, de sensibilité ou de douleur à la gorge, et d'un enrouement plus ou moins prononcé ; affection redoutable qu'il faut combattre de bonne heure, pour ne point s'exposer au plus grands dangers. Traitement :

Parler le moins possible et à voix modérée ; absolu silence dans les cas les plus graves ; éviter toutes les causes de refroidissement, comme pour les douleurs ; ne rien boire ni manger de froid ni de sur ; régime, tisane, cataplasmes, comme dans le traitement du catarrhe aigu et chronique ; si le mal est grave et opiniâtre, un cautère à chaque bras ; on tient le cou chaudement ; on frictionne le devant de la gorge, pendant dix à quinze jours, avec sept gouttes d'huile de Croton-tiglium : on peut ensuite y appliquer tous les soirs, pendant un mois, une demi-heure chaque fois, un cataplasme de farine de moutarde, arrosé de vinaigre, et chaud ; on entoure après cela le cou, le soir, pendant deux ou trois heures, d'un cataplasme de son grillé, avec sel et vinaigre, ou de pommes de terre cuites à l'étouffé, et couvert d'encens broyé ; l'eau minérale de Bonnes, d'Enghien, celle du Mont-d'Or, prises comme dans l'asthme, sont très utiles.

COQUELUCHE. (*Toux convulsive des enfants.*)

La coqueluche, cette maladie spéciale aux enfants, se caractérise par des quintes de toux convulsives, portées jusqu'au rouge pourpre de la figure et jusqu'aux vomissements. Remède : Régime doux, comme dans le catarrhe ; frictionner pendant dix à douze jours, le soir, la poitrine et le dos avec cinq à six gouttes d'essence de térébenthine très chaude sur une flanelle ; frictionner ensuite, pendant le même temps, les mêmes parties avec quelques gouttes de copahu très chaud ; on applique le matin, pendant un quart d'heure, à une des jointures des jambes ou des bras, un petit cataplasme de moutarde arrosé de vinaigre. On donne trois fois par jour, pendant quinze jours, une pilule composée d'un grain de sous-carbonate de fer et d'un grain de thridace ; après quoi, pendant douze à quinze autres jours, on administre trois fois par jour une pilule composée d'une goutte de suc de belladone et d'un grain de sucre blanc ; tenir chaudemant le jeune malade, ne point le laisser s'échauffer à courir, ou s'exposer à un air vif et froid ; abstinence de vin et de tout acide ; ne rien donner de froid ; les tisanes sont les mêmes que celles du catarrhe.

Si le mal ne cède point, cataplasme, vésicatoire, comme dans le catarrhe ; on continue les boissons.

CROUP (*ou toux croupale*).

Le croup est une autre maladie qui attaque plus particulièrement les enfants, et dans laquelle la respiration devient laborieuse, sifflante, la voix rauque, semblable au cri d'un jeune coq ; dans cette dangereuse maladie, qui fait tant de victimes, et qui peut emporter les enfants dans vingt-quatre heures, la toux fait rejeter des mucosités, ou une sorte de pus, ou des fragments de fausse membrane, ou peau épaisse. Traitement : Cinq à sept sangsues à la gorge, une ou plusieurs fois ; promener sur les membres et l'épine du dos des cataplasmes de farine de moutarde arrosée de vinaigre, et très chauds ; tisane de bourrache, ou de fleurs de tilleul, ou d'arnica, ou de tête de camomille, sucrée avec du sirop d'éther ou du sirop de belladone, une cuillerée à café par verre de tisane ; donner chaque deux à trois heures, pour provoquer le vomissement, une once de sirop d'ipécacuanha dans une tasse de bouillon aux herbes ; ou chaque quart d'heure une cuillerée à soupe de la potion qui suit : quatre grains d'émétique dans six onces d'eau. Frictionner deux fois par jour le cou, le haut de la poitrine et le creux des aisselles avec gros comme une noisette de la pommade d'Authenrieth; diète absolue; couvrir le derrière du cou de fortes charges de son et de fleurs de sureau grillées avec du sel et très peu de vinaigre, et très chaud; chaque jour deux ou trois lavements de poireaux avec deux gros de sulfate de soude; ventouses aux membres et à l'épine du dos.

ARTICLE II. — Maladies des organes de la respiration :
Anévrisme et Hypertrophie du Cœur.

Le cœur est creusé de quatre cavités dont deux reçoivent le sang des veines et les deux autres le renvoient, par les artères, aux différentes parties du corps. Dans l'anévrisme, une ou plusieurs ou toutes les cavités du cœur sont plus dilatées, c'est-à-dire plus élargies; dans l'hypertrophie, ses fibres se sont accrues, et ses parois épaissies; dans les deux cas, le cœur est plus gros qu'il ne doit être; mais dans l'anévrisme, son volume seul est plus développé, tandis que dans l'hypertrophie, la masse privée de sang est plus considérable et plus pesante; quelquefois les deux maladies se trouvent réunies. Le cœur, à l'état naturel, vient frapper de sa pointe l'intervalle qui sépare la cinquième de la sixième côte gauche, en comptant de haut en bas; dans les cas d'hypertrophie, et souvent d'anévrisme, sa pointe descend plus bas; c'est un des signes de ces deux redoutables maladies, que beaucoup de médecins regardent encore comme incurables, mais que l'expérience nous a appris être généralement guérissable, avec des soins convenablement dirigés. Le malade affecté d'hypertrophie ou d'anévrisme du cœur ne peut courir ni même marcher vite sans s'essouffler, être à bout; en montant, il est forcé de s'arrêter; son cœur, dans l'hypertrophie, bat vite et avec force, s'interrompt quelquefois, ce qui rend le pouls intermittent; dans l'anévrisme, le cœur, pour peu que l'on s'émeuve, bat aussi rapidement, mais le pouls est plus petit et mou, se laissant facilement affaisser sous la pression du doigt. Des points douloureux se font sentir à la poitrine et au dos, dans ces deux affections meurtrières; les moyens d'en triompher sont à peu de chose près les mêmes. Traitement :

Marcher peu et lentement; ne point monter ni porter de fardeaux; éviter les émotions vives, même agréables.

Abstinence de vin, même mêlé d'eau; de lait, à moins qu'il ne soit épaissi dans des bouillies; de café, de bière, de cidre spiritueux; de viande de bœuf et de porc, de légumes de difficile digestion, tels que pois et haricots secs, chou, à moins qu'il ne soient très jeunes; on pourra prendre ses boissons et ses aliments froids, faire usage d'acides, pourvu qu'il n'y ait ni toux ni coliques.

Les boissons médicamenteuses ou tisanes sont les mêmes que pour le catarrhe; on les sucre avec les mêmes sirops, auxquels il faut ajouter cependant les sirops de digitale, de digitaline, de racines de grande consoude, de racines de fougère mâle, de coing, les sirops rafraîchissants de fraise, de framboise, les sirops de citron, d'orange, de limon, de groseille, de vinaigre, de groseille framboisé, à moins qu'il n'y ait toux ou coliques; le sirop de nèfle que nous avons fait faire, et qui est d'une remarquable efficacité; les sirops de noyaux de cornouille, de baies non encore mûres de viorne commun, d'alize, et surtout du fruit du cormier, appelé sorbe; ces derniers sirops, dont nous n'avons pas encore livré à la publicité l'idée, ne tarderont pas sans doute à être introduits dans les pharmacies, vu leur importance dans les maladies qui nous occupent. On change ces tisanes et ces sirops chaque huit ou quinze jours, selon que l'affection est plus ou moins grave, ou que le malade se fatigue plus ou moins rapidement, ou que le bon effet qu'il ressent dure plus ou moins longtemps; il est telles de ces boissons que l'on pourra continuer pendant un mois et plus, si l'on s'en trouve bien; on en prend un verre le matin à jeun et un verre trois heures après chaque repas; on met une cuillerée à soupe de sirop par verre de tisane, à l'exception de ceux que nous avons exposés dans le traitement du catarrhe, et dont nous avons dit qu'on ne mettait que douze à quinze gouttes par verre de boisson, en achevant de sucrer avec du sucre.

On fait matin et soir, ou au moins une fois le jour, le soir, sur la poitrine, des frictions avec de la teinture éthérée de digitale, de valériane, de ciguë, de jusquiame, de stramoine, de bel-

ladone , de racine de grande consoude , de morelle , de laurier-cerise , de racine de fougère
mâle , ou avec des huiles de ces mêmes plantes,
ou avec de la liqueur anodine d'Hoffmann , au
moyen d'une flanelle chaude ; chacun de ces
médicaments peut être employé de huit à quinze
jours, seul ou mêlé avec quelque autre.

On applique le soir, pendant deux heures,
sous le sein gauche, sur le cœur, un cataplasme
de farine de moutarde et de mie de pain arrosé
de vinaigre, et tiède , des cataplasmes de farine
de lin, ou de farine de riz, ou de farine de seigle,
ou de fécule de pommes de terre, couverts de
feuilles de digitale broyées et arrosées d'huile ,
ou de racine de valériane broyée, ou de ciguë,
de feuilles de laurier-cerise, de morelle, de belladone, de jusquiame, toujours broyées et arrosées d'huile d'olive ; chacun de ces cataplasmes
peut servir trois ou quatre fois , et la même espèce s'emploie de dix à quinze jours ; on laisse
ces topiques, excepté celui de moutarde, toute
la nuit, à moins qu'il ne se refroidisse.

Aux cataplasmes, on fait succéder sur le cœur
des compresses arrosées d'une ou de plusieurs
des teintures et des huiles que nous venons d'indiquer ; ces compresses se recouvrent d'une flanelle ou d'un morceau de peau de lapin, restent
habituellement le jour et la nuit, et on les humecte de nouveau toutes les fois qu'elles se des-
sèchent.

De temps à autre on interrompt les cataplasmes et les compresses sur le cœur, pour y

appliquer des emplâtres d'assa-fœtida, de sous-carbonate de fer, de sous-acétate de plomb, de digitaline, de morphine, d'extrait gommeux d'opium, d'extraits de digitale, de ciguë, de jusquiame, de belladone, de stramoine, d'extrait de rathanhia, d'extrait de laitue vireuse, d'extrait de cynoglosse; chacun de ces topiques ou emplâtres reste sur place dix à quinze jours.

En même temps, on prend matin et soir, ou au moins une fois le jour, un demi-lavement de petit-lait ou de racine de guimauve, ou de poireaux, ou de fleurs de tilleul, ou de pariétaire, avec deux feuilles de digitale, ou de laurier-cerise, ou de morelle, ou gros comme le petit doigt de valériane, ou de racine de grande consoude, ou deux ou trois feuilles de cynoglosse, ou trois ou quatre feuilles d'oranger, ou avec deux gouttes d'acide prussique, avec un gros de nitrate de potasse, ou avec sept à huit gouttes d'eau de Rabel, ou avec quatre à cinq gouttes d'acide sulfurique ou autant d'éther; chacun de ces moyens peut être continué dix à quinze jours.

Si le malade est très fort, dans l'hypertrophie du cœur, on pratique au début deux ou trois saignées à quinze jours d'intervalle; puis chaque six semaines à deux mois on met huit à douze sangsues au fondement. On aide à la guérison dans l'anévrisme, si le sujet n'est point affaibli, par l'application de cinq à sept sangsues au fondement chaque six semaines à deux mois.

Les ventouses sèches et scarifiées, si le sujet

est fort, appliquées une ou deux fois la semaine sur le cœur, l'épine du dos et les membres, abrègent de beaucoup le traitement de l'hypertrophie surtout.

Les bains froids, durant la belle saison, et pris au fort de la chaleur, entre midi et deux heures, sont de la plus haute importance. Dans les cas rebelles, le moyen le plus puissant est un séton sur les fausses côtes gauches, sous le sein ; on le panse pendant quelques mois.

Si le sujet est affaibli vers la fin de la maladie, quelques cuillerées de vin vieux de Bordeaux, mêlé d'autant d'eau, contribue à achever sa guérison.

Pendant le traitement, la femme peut coudre, sans assiduité, s'occuper des soins de son ménage ; l'homme peut se livrer, sans assiduité également, à la lecture, à l'écriture, surveiller en général des travaux ou le ménage ; mais ne rien faire de plus ; se promener par intervalle peu longtemps de suite, et aussi lentement qu'un individu qui marche les mains derrière son dos. A la fin de la maladie, il ne se remet point tout-à-coup, mais par degré, à ses occupations ordinaires, principalement si ce sont des travaux rudes.

De l'Hydropisie de poitrine, et par anticipation de l'Hydropisie du bas-ventre, de l'Hydropisie générale, et des Hydropisies très circonscrites et partielles.

L'hydropisie de la poitrine, amas d'eau qui n'occupe ordinairement qu'un des côtés de cette grande cavité, se démontre aux yeux par des signes très sensibles : le côté affecté est notablement bombé, les côtes sont plus écartées et immobiles ; en frappant des doigts sur ce côté, le son en est mat comme si on frappait sur un tonneau plein ; le malade suffoque si la collection d'eau occupe le côté du cœur. — Remède : Appliquez sur le côté bombé un vésicatoire d'un pied carré, et ne l'ôtez qu'au bout de douze heures ; après deux jours, réappliquez le même vésicatoire au dos vis-à-vis le premier ; la poche d'eau produite par ces vésicatoires étant percée, on affaisse la peau sur la chair, sans pansement ultérieur, si ce n'est pour une petite portion large comme une pièce de cinq francs du premier vésicatoire, que l'on panse à l'ordinaire avec de la pommade au garou, et cha que deux ou trois jours avec de la pommade de belladone, mêlée par moitié de cérat. Pour boisson, petit-lait, et tisane de fèves de marais sucrée avec du sirop d'asperges ; tisane de coings sucrée avec du sirop diurétique ; cataplasmes de son et de fleurs de sureau grillés avec du sel et du vinaigre, et très chaud, sur le mal trois heures matin et soir ; frictionner le dos, la poitrine et les membres deux fois par jour, avec de l'essence de térébenthine ou du baume de copahu très chaud, sept à huit gouttes sur une flanelle ; frictionner une fois par jour le creux des aisselles et le creux des jarrets avec de la pommade d'Authenrieth, gros comme une noisette ; si le mal persiste, établir d'un à trois cautères sur le lieu affecté, et en dernière ressource y passer un séton; recourir en même temps aux divers moyens qui vont être exposés contre l'hydropisie plus commune de bas-ventre, ou ascite.

On reconnaît que le ventre est affecté d'hydropisie, ou contient un amas d'eau, lorsqu'il est tendu, qu'il rend un son mat, semblable à celui d'un tonneau plein lorsqu'on le frappe vivement avec les doigts ; que le malade, pour ne point suffoquer, est obligé de coucher la tête haute, et qu'en imprimant du talon de la main une secousse vive à un côté du bas-ventre, on éprouve un contre-coup avec l'autre main appliquée sur le côté opposé ; ces signes sont ordinairement accompagnés de l'enflure des jambes qui les complète. — Traitement : tisane ; décoction de fèves de marais (sept à huit broyées pour un litre d'eau), et de graines de genièvre (une vingtaine) sucrée avec du sirop d'asperges ; décoction de carottes jusqu'à ce qu'elles puissent s'écraser sous les doigts, blanchie de lait et sucrée avec du sirop diurétique ; décoction de racines de sureau, de buis, de fraisiers, d'oseille, de chardon-rolland ; infusions de bourrache, de tête de camomille, de matricaire, sucrées avec du sirop de coings ou du sirop de Johnson, pourvu que les digestions soient passables et que l'estomac ne soit point irrité ; petit-lait seul et avec un ou deux gros de nitrate de potasse par litre de cette boisson ; si les digestions se font mal, ou si le malade a perdu l'appétit, on s'en tient au petit lait simple, à la tisane de fèves de marais et de genièvre, sucrée avec du sirop d'asperges, et aux tisanes indiquées pour le traitement du catarrhe. On prend, après deux mois et demi à trois mois de soins, si le mal est rebelle, une cuillerée de la potion suivante chaque demi-heure ou chaque quart-d'heure, deux heures et demie après les repas ; vingt onces d'eau de fleurs de tilleul, une once et demie de sirop de cannelle, un gros de teintnre de canelle, une once et demie de sirop d'écorce d'orange, vingt grains de scille, vingt grains de digitale, six gros de nitrate de potasse, cinq onces de sirop d'asperges, le tout mêlé.

On peut également, pourvu que l'estomac ne soit point échauffé, sucrer les tisanes avec du sirop de scille, du sirop de digitale, des sirops de camomille, de bourrache, de fleurs d'oranger.

On frictionnera matin et soir, au moyen d'une flanelle chaude, toute la surface du corps, avec de l'eau de savon et de l'eau-de-vie camphrée mêlées par moitié et tièdes ; avec des teintures de scille, de digitale, de cannelle, de thériaque ; on appliquera en même temps deux fois par jour, pendant deux ou trois heures chaque fois, sur le ventre, de vastes cataplasmes de pommes de terre cuites à l'étouffée et arrosées de lait ; de pariétaire et de fleurs de sureau rôties dans un poëlon ou dans un chaudron avec un peu d'huile ; de son et de fleurs de sureau grillées avec sel et vinaigre ; de carrottes cuites à l'étouffée et arrosées de lait ; de fèves de marais et de graines de genièvre écrasées et cuites dans du petit lait ; d'oignons cuits sous la cendre, bien écrasés et arrosés d'un peu d'huile; de racines de chardon, d'asperges, de fraisiers, d'oseille, mêlées et cuites dans du petit lait; de bourrache, de tête d'absinthe, de camomille, de matricaire, d'arnica, mêlées et cuites également dans du petit lait; de thé, de fleurs de tilleul, de houblon, de chardons bénis, mêlés ensemble et cuits dans du lait; chacun de ces cataplasmes sert plusieurs fois, et la même espèce de dix à quinze jours; chacune des tisanes et des frictions indiquées se continue pareillement de dix à quinze jours.

Après les cataplasmes précédents, on emploie successivement les moyens qui suivent : cataplasmes de farine de moutarde, arrosés de vinaigre, et chauds, appliqués pendant deux heures sur tout le ventre, deux ou trois fois; frictionner trois jours de suite pendant sept à huit minutes, et chaque jour trois fois, le ventre avec deux gros d'onguent napolitain; après chaque friction, mettre pendant deux heures un cataplasme de pommes de terre cuites à l'étouffée; recouvrir tout un côté du ventre d'un ample vésicatoire, et le laisser douze heures; au bout de deux jours, le réappliquer sur l'autre côté du ventre, et le laisser le même temps; quatre jours plus tard, le remettre au dos, vis-à-vis des premiers.

Tous les jours lavements de petit-lait, ou de poireaux, ou de camomille, ou de pariétaire, de fleurs de tilleul, d'arnica, de bourrache, de salsepareille, de racines de joncs des sables, de gayac, avec un ou deux gros de nitrate de potasse,

ou de sulfate de potasse, ou de tartrate de potasse, ou de sulfate de soude, ou de séné; on
peut mêler ensemble, dans un même lavement,
plusieurs des plantes indiquées; il ne serait sans
doute pas indispensable de répéter que chacun
de ces moyens se continue le même temps que
les tisanes, les frictions et les cataplasmes.

Si le mal résiste opiniâtrément, on aura recours aux fumigations générales de buis (bran-
ches et racines), de genièvre (bois et graines),
bouillant dans un chaudron d'eau, une ou deux
fois par jour, une demi-heure ou même une
heure chaque fois, pendant douze à quinze jours;
durant ces fumigations, on se couvre le creux
de l'estomac d'une serviette ployée ou d'un cataplasme de farine de lin, pour qu'il ne s'é-
chauffe point sous l'action d'une haute température. On s'enveloppera tout le ventre et la
portion correspondante du dos durant quatre
heures chaque jour, dans un cataplasme de
mauve, guimauve, son et fleurs de sureau; ce
topique se réitèrera dix à douze jours. — On
s'enveloppera tout le corps trois ou quatre heures
par jour, dans des feuilles de noyer et de vignes,
ou dans des feuilles de boulleau et de frêne en-
tassées depuis trente-six heures dans un sac,
échauffées par cet entassement; ce moyen se
poursuivra le même temps que celui qui pré-
cède. On tentera, si le mal ne cède point, de s'exposer le ventre à la chaleur graduée d'un foyer
ardent, pendant trois à quatre heures, plusieurs
jours de suite, comme nous l'avons indiqué pour

les douleurs. — On essayera avec courage les bains égyptiens, où des flaques d'eau froide sur le ventre et l'estomac alterneront avec la vapeur d'eau bouillante, comme nous l'avons exposé dans le traitement des douleurs. — On se fera frictionner tous les matins, pendant quinze à vingt jours, sur tout le corps, d'abord avec une flanelle sèche; en second lieu, avec des compresses trempées dans de l'eau froide et du vinaigre mêlés par moitié; enfin avec une flanelle sèche, pour se ressuyer, le tout pendant vingt à vingt-cinq minutes; le malade, durant ces opérations, est dans son lit, placé sur des draps pliés en plusieurs doubles que l'on ôte ensuite après avoir pratiqué toutes les frictions, pour recouvrir le malade de draps chauds et d'autres enveloppes suffisantes. — En désespoir de cause, on recourra aux bains minéraux de Bonnes, d'Enghien, de Barèges, du Mont-d'Or; on disséminera dix à douze cautères sur le ventre, on y passera deux sétons, un sur chaque flanc.

Le régime, durant tout le traitement, est adoucissant et modéré, sans vin ou autre boisson échauffante, si l'estomac est irrité; et restaurant, tonique, si l'estomac est en bon état.

L'enflure de tout le corps, dont la peau se trouve infiltrée d'eau, reçoit dans l'art médical le nom d'*anasarque*; on la combat par les frictions générales, les fumigations, boissons et lavements que nous venons d'indiquer pour l'hydropysie de bas-ventre; si les jambes seules sont enflées, on ne fait que des frictions ordinairement pour les rendre à leur état naturel, et on les serre modérément avec une bande de futaine ou un bas de gomme élastique, pour prévenir les récidives; les bas lacés doivent être bien faits et appuyer également partout, pour ne point faire plus de mal que de bien.

Il se forme aussi des hydropisies ou des amas d'eau partiels, dans les bourses, aux genoux, etc.; on s'assure de la présence de l'eau, dans ces tumeurs, en y plongeant une aiguille fine qui peut alors se mouvoir, être renversée de tous les côtés, sans obstacle, et qui est suivie à sa sortie d'une gouttelette d'eau.

Après quelques vésicatoires volants sur la tumeur, des frictions, des fumigations et des cataplasmes indiqués plus haut, et employés pendant cinq à six semaines, si on n'aperçoit point de diminution notable dans le mal, il faut se décider à une petite opération, qui n'a aucun danger.

—

CHAPITRE III.

Maladies des organes de la digestion et de leurs annexes.

De l'Indigestion et de la Grippe; de la Gastrite aiguë et chronique; de l'Empoisonnement; de la Colite ou du Dévoiement, et de la Dysenterie; la Fièvre typhoïde.

Tout le monde connaît l'indigestion, qu'annoncent les envies de vomir ou le vomissement, le mal de tête, un malaise général, des frissons, surtout entre les deux épaules. Remède : boissons chaudes de thé ou de fleur d'oranger, pour faire passer la nourriture ; serviettes chaudes sur le corps ; et si l'estomac ne se débarrasse point, infusion de camomille pour ranimer l'acte de la digestion ou pour faire vomir, s'il y a des efforts de vomissements, on les favorise par l'introduction des doigts dans la gorge, et par des boissons d'eau chaude. Après qu'on est parvenu à vider l'estomac, diète, tisane d'orge tiède et sucrée, bouillon au maigre pendant deux jours, en se tenant chaudement. Si l'indigestion est légère, quelques verres d'eau fraîche et sucrée, prise par gorgées, suffisent pour la dissiper.

La grippe se caractérise par l'enchifrènement, la toux et la perte ou la diminution de l'appétit. Remède : se tenir très chaudement, et garder en hiver, s'il est possible, la chambre durant huit jours ; diète assez sévère ; boissons adoucissantes de fleurs de violette et de guimauve, ou d'orge mondée, sucrée avec du sirop d'asperges. — Si la langue est d'un rouge vif, cinq à sept sangsues au creux de l'estomac. — Si la langue est couverte d'un enduit blanc grisâtre ou jaunâtre, on prend le matin, en trois fois, à sept à huit minutes d'intervalle, un grain d'émétique et quatre gros de crême de tartre, dans un demi-litre de bouillon aux herbes ; on ne se remet que peu à peu, et quand les symptômes sont bien passés, au régime de vie ordinaire.

La gastrite aiguë, ou inflammation de l'estomac, s'annonce par un violent mal de tête, par

des brisures dans les membres, par des vomissements et une chaleur brûlante au creux de
l'estomac. Remède : dix à douze sangsues au
creux de l'estomac ; eau froide ou glace pour
boissons, à moins qu'il y ait de la toux, ce qui
nécessiterait des boissons adoucissantes et tièdes
de fleurs de violette et de fleurs de guimauve,
ou d'orge ; — Compresses doubles trempées de
bouillon de veau, sur le creux de l'estomac et
sur le ventre ; un ou deux lavements de son ou
de cerfeuil ou de petit-lait, par jour ; — Diète
absolue. On réitère une ou deux fois les sangsues
si le mal persiste, et on les applique au fondement, s'il y a étouffement surtout. Dans les cas
très graves où le creux de l'estomac est dévoré
par la chaleur, on y applique de la glace pilée
et contenue dans une vessie, ou des compresses
d'eau très froide ; — On promène des sinapismes
sur les membres et principalement aux articulations, et sur l'épine du dos ; — Vésicatoire sur
les fausses côtes gauches, quand la fièvre est à
peu près tombée, — Grand bain avec son ou
tripailles de veau, de deux ou trois heures, si
les vomissements ou les ardeurs brûlantes ne
cèdent point. Quand la gastrite aiguë dépasse
six semaines à deux mois, ou quand l'irritation
de l'estomac se forme insensiblement, elle prend
le nom de gastrite *chronique.*

La gastrite chronique, ou irritation ancienne
de l'estomac, se manifeste par des frissons entre
les deux épaules, des fatigues dans les membres
le matin en se levant, des maux de tête fréquents,

un sommeil agité, travaillé de rêvasserie, la perte, ou la diminution, ou l'activité excessive de l'appétit ; si les symptômes ne dépassent point cette mesure de gravité, c'est la gastrite chronique du premier degré ; — s'il y a pituite ou écoulement abondant de salive, avec envie de vomir ou avec quelques vomissements, c'est le second degré de la maladie ; — si les vomissements sont fréquents ou habituels, c'est le troisième degré ; — enfin, les cas extrêmes sont ceux où l'estomac ne peut plus rien supporter, pas même l'eau pure ;

Remède : 1° Pour la gastrite chronique du premier degré : chaussons de flanelle, ceinture en flanelle sur les reins ; ne prendre que des aliments maigres et légers ; diminuer sa nourriture ; abstinence de vin, même mêlé d'eau, de café, liqueurs ; fumigations de sucre aux pieds le matin ; on jette quelques pincées de sucre sur un réchaud ardent, et on met la plante des pieds au-dessus de la vapeur, pendant deux ou trois minutes ; frictions le soir entre les deux épaules avec quelques gouttes d'eau de Cologne, ou de forte eau-de-vie où on a fait bouillir du poivre, ou d'eau de moutarde, ou de teinture de gentiane, sur une flanelle chaude. — Prendre le matin, à jeun, et trois heures après chaque repas, un verre d'une des tisanes indiquées pour le catarrhe ; en changer chaque dix à quinze jours. — Tenir sur le creux de l'estomac une des compresses médicamenteuses prescrites contre les douleurs ; appliquer le soir, pendant deux heures, sur le creux de l'estomac, un des cataplasmes ordonnés au même chapitre du traitement des douleurs; — Tous les jours, lavements de poireaux, ou de racines de guimauve, ou de son, ou de cerfeuil et d'oseille, ou de pariétaire, ou d'os frais et broyés; on y ajoute, si la constipation est forte, une once de beurre frais, ou une once de gros miel, ou de miel de mercuriale; ou deux gros de séné, dix grains de jalap; ou, s'il y a des vents, une cuillerée de farine de glands grillée, quelques feuilles d'oranger; s'il y a douleur de ventre, on ne prend qu'un demi-lavement, et on y ajoute une demi-tête de pavot; les lavements de lait ont quelquefois les meilleurs effets. — Si le mal se montre opiniâtre : cinq à sept sangsues au creux de l'estomac ou au fondement, à plusieurs reprises; un petit vésicatoire de chaque côté de l'épine du dos, vis-à-vis le creux de l'estomac, ou sur les fausses côtés gauches; un grand bain de son ou de tripailles de veau, durant la belle saison, chaque douze à quinze jours; exercice modéré au grand air; on ne se remet que peu à peu, et après la disparition des symptômes, aux habitudes de la vie ordinaire.

2° Gastrite chronique au second degré (avec pituite, envie de vomir ou quelques rares vomissements) : ne faire que deux repas par jour; l'un à midi avec une soupe grasse ou maigre, l'autre vers quatre heures avec quelques cuillerées de bouillie très claire le semoule; — Prendre en outre, tous les jours, deux lavements de bouillon de bœuf consommé, et toutes les heures de la matinée, une tasse à café de bouillon de jarret de veau sucré et non salé ; on reprend deux tasses de ce bouillon avant de se coucher ; — cataplasmes de farine de moutarde et de mie de pain arrosés de vinaigre, et chauds, cinq quarts d'heures le matin, sur le devant de la cuisse, au-dessus du genou ; — fumigations aux pieds, frictions à l'épine du dos, compresses sur le creux de l'estomac, comme dans la gastrite chronique du premier degré. — Après huit à dix jours, on fait trois petits repas par jour, et on suit le traitement de la gastrite chronique du premier degré.

3° Gastrite chronique du troisième degré : (avec vomissements habituels) : ne prendre pour toute boisson et toute nourriture qu'une tasse à café de bouillon de jarret de veau sucré, toutes les heures de la journée ; on peut mettre sept à huit amandes douces mondées ou quelques jujubes dans ce bouillon ; — tous les jours, deux demi-lavements de bouillon de bœuf consommé ; — fumigations aux pieds, frictions entre les deux épaules, compresses sur le creux de l'estomac, cataplasmes de farine de moutarde, comme pour le traitement de la gastrite au second degré. — Après huit à dix jours, on fait deux petits repas par jour, comme dans la gastrite chronique à sa seconde période, et on en suit exactement tout le traitement, excepté que le cataplasme de farine de moutarde, au lieu d'être appliqué sur le devant de la cuisse, l'est pendant une demi-heure, le soir, le long de l'épine du dos. Ce n'est que longtemps après la cessation complète de tous les symptômes, que l'on peut sans danger reprendre ses habitudes ordinaires de vie.

4° Pour les cas extrêmes de la gastrite chronique (où l'estomac vomit tout, jusqu'à l'eau) : — grand bain tiède d'eau de son, prolongé deux ou trois heures ; glace donnée de temps en temps par petits fragments ; vésicatoires sur les fausses côtes gauches et sur le creux de l'estomac ; les panser quelquefois avec de la pommade de belladone ; — promener des cataplasmes de moutarde sur les membres et sur l'épine du dos ; — lavements avec deux gros d'assa-fœtida, délayés dans un jaune d'œuf ; autres deux demi-lavements de bouillon consommé ; frictionner tous les jours les reins avec sept gouttes d'huile de Croton-tiglium ; compresses de bouillon de veau sur le ventre et le creux de l'estomac. — Ventouses sur les diverses parties du corps ; cataplasmes indiqués contre les douleurs, appliqués deux heures matin et soir sur le creux de l'estomac et le bas de la poitrine. — Souffler avec un chalumeau dans du lait, en recueillir la mousse avec une cuillère, et la donner à chaque heure ou chaque deux heures à prendre au malade, dans une soucoupe ; quand cette mousse passe, on essaie le bouillon léger de poulet ou de grenouille, par cuillerées à café, puis par cuillerées à soupe, par quart et demi-tasse ; dès que le bouillon passe, on suit le traitement de la gastrite chronique du troisième dégré.

L'empoisonnement communément occasionné par des champignons, des moules, par l'arsénic, par le vert de gris, par le sublimé, par la ciguë, par la belladone, etc., se caractérise par des vertiges, ou le trouble subit des pensées et de la vue, par le refroidissement de la peau, une chaleur brûlante d'entrailles, le délire, des nausées ou des envies de vomir, des agitations convulsives.

Rémède : boissons chaudes, deux grains d'émétique dans un verre de petit-lait chaque heure, pour provoquer le vomissement et faire rejeter le poison, s'il y a peu de temps qu'il est ingéré ; à défaut de vomitif, on chatouille la gorge avec des barbes de plumes, ou on y porte les doigts ; — S'il y a plusieurs heures que le poison est avalé, après avoir fait rejeter de l'estomac tout ce qu'il contient, on donne en purgatif quatre à six onces de sulfate de soude, ou de carbonate de magnésie, dans une tasse de petit-lait, ou de bouillon aux herbes ; pour expulser des intestins tout ce qu'il renferme, on administre en lavements les mêmes purgatifs ; le lait, l'infusion de thé, de camomille, le café, sont ensuite donnés en boissons ou en lavements. Lorsqu'il y a des symptômes de fièvre et d'inflammation : saignée et sangsues. Dans le cas où l'empoisonnement est occasionné par la belladone, une cuillerée de vieux bordeaux, avec autant d'eau tiède, et sucrée, donnée chaque quart d'heure, arrête promptement les symptômes. Dans l'empoisonnement par le sublimé, on prend avec beaucoup d'avantage des blancs d'œufs battus avec un peu d'eau. Les soins qui suivent ces premiers secours, sont les mêmes que pour la gastrite aiguë ou chronique, selon l'intensité des symptômes qui surviennent ou qui survivent.

Fièvre typhoïde. Cette maladie, qui réside dans les intestins principalement, se caractérise : en ce que le malade, après les orages des premiers jours, s'il s'en déclare, reste gisant dans son lit, immobile, et comme anéanti, avec l'intégrité de ses facultés intellectuelles, ou, ce qui est plus ordinaire, avec la diminution de ses facultés et de ses sens. — Lorsque la maladie débute par des symptômes violents, le traitement est d'abord le même que pour la gastrite aiguë; et s'il y a des symptômes cérébraux; si le malade est livré au délire et à des agitations convulsives, compresses d'eau douce ou d'eau froide vinaigrée sur le front et les tempes, ou glace pilée et mise dans une vessie, sur la tête; cataplasmes de son aux pieds, frictionner le creux des aisselles et le creux des jarrets deux fois par jour avec de la pommade d'Authenrieth ; lavements de petit lait avec un gros de sel de nitre; des cataplasmes de farine de lin, arrosés de cent gouttes d'huile de morphine, ou de cent gouttes de laudanum, promenés sur l'épine du dos, sont des moyens très puissants pour calmer les mouvements convulsifs. — Dès que les symptômes orageux sont abattus, comme la maladie peut durer longtemps, il faut de bonne heure soutenir le malade par un ou deux demi-lavements de bouil-

lon de bœuf consommé chaque jour ; lui tenir
sur le creux de l'estomac et le ventre des compresses doubles trempées dans du bouillon de
pieds de veau ; on donne pour boisson au malade,
par petites doses, du petit lait, de l'eau froide
battu d'un verre à un autre, de l'eau sucrée avec
des sirops de groseille, de framboise, de citron ;
quelques-unes des tisanes indiquées dans le catarrhe, et sucrées avec du sucre ou du sirop de
violette, de guimauve, de dextrine ; s'il y a toux,
on s'en tient à ces tisanes, et on donne tout tiède.
— On abrège la durée de la maladie par quelques vésicatoires volants, et de petits cataplasmes
de farine de moutarde arrosés de vinaigre sur
les différentes parties du corps ; le malade doit
être laissé dans le plus parfait repos ; beaucoup
s'entêtent à parler et à s'occuper de leurs affaires ;
ces seules imprudences peuvent achever d'épui-
ser en eux la vie et rendre fatal le terme de leur
affection. Ce n'est que deux ou trois jours après
que tous les symptômes ont disparu, qu'il faut
donner au malade, par cuillerée, d'abord du
bouillon maigre, ensuite du bouillon léger de
poulet, du bouillon de poule, du bouillon de
bœuf et de veau coupé ; un malade dans la convalescence d'une fièvre typhoïde, peut périr par
une cuillerée de bouillon de bœuf, prise préma-
turément. Quand le bouillon ordinaire n'est
suivi d'aucun inconvénient, on suit le traitement
des gastrites chroniques du troisième degré.

La colite ou dévoiement, assez connue, se
nomme dysenterie, lorsque les selles liquides

et fréquentes sont mêlées d'un sang qui ne vient point des hémorrhoïdes ; elle conserve le nom de dévoiement ou de cours de ventre lorsque les selles ne sont point imprégnées de sang.

Remède : Tisane de riz sucrée avec du sirop de coing ou de grande consoude, ou mieux avec du sirop de nèfle ; infusion de bouillon blanc coupée de lait par moitié ;— compresses d'huile d'amande douce et d'éther, couvertes d'une flanelle, sur le ventre pendant la journée ; y appliquer le soir pendant deux ou trois heures un des cataplasmes prescrits contre les douleurs ; — tous les jours, deux demi-lavements d'eau de riz avec un jaune d'œuf cuit dur, et deux ou trois pincées de fleurs de coquelicot, et une cuillerée d'amidon ; ou de racine de guimauve avec une demi-tête de pavot et une cuillerée d'amidon ; ou de racine de grande consoude avec sept gouttes de laudanum ; ou de ratagnac, ou de racine de fougère mâle, ou d'écorce de chêne, de décoction de nèfle ; — dans les cas les plus graves ou les plus opiniâtres, six à dix sangsues au fondement, si le malade n'est point trop faible ; — régime doux ; s'abstenir de graisse, huile, lait pur, vin ; ne rien prendre de froid ni d'humide, ni d'acide ; éviter de mettre ses mains à l'eau froide ; se tenir très chaudement,

De l'Irritation du Foie (hépatite aiguë, hépatite chronique); de la Fièvre intermittente; de l'Engorgement de Matrice, et des Fleurs blanches; des Maladies de la Vessie et des Reins; Difficultés d'uriner (Dysurie, Strangurie); Surabondance d'urine (Diabètes); Incontinence d'urine des enfants; Remèdes contre le ver solitaire et contre les autres vers intestinaux.

L'irritation subite du foie, appelée *hépatite aiguë*, se manifeste par cette coloration soudaine de la peau en jaune, que l'on nomme jaunisse. — L'irritation aiguë du foie qui dépasse six semaines à deux mois, ou celle qui se forme insensiblement, se nomme *hépatite chronique*, et se caractérise par une teinte jaunâtre du blanc de l'œil, par une couleur jaune-noirâtre de la face, des dérangements dans la digestion, et par une sensibilité douloureuse au-dessous des fausses côtes droites, sous la pression de la main.

Remède contre l'irritation aiguë ou subite du foie : Diète; tisane adoucissante, de carottes surtout, petit lait; de six à huit sangsues sous les fausses côtes droites; cataplasmes émollients sur le même lieu; lavements comme pour la gastrite chronique. — Si au bout de huit jours la teinte jaune de la peau ne se dissipe pas : Purgatif avec quatre gros de sulfate de soude dans une tasse de bouillon aux herbes, une ou plusieurs fois. — Remède contre l'irritation chronique ou ancienne du foie : Régime, tisane, lavements, frictions générales, fumigations aux pieds, comme dans le traitement de la gastrite chronique du premier degré; frictionner une fois le jour la région du foie, c'est-à-dire sous les fausses côtes droites, avec de la pommade hydriodatée, de l'onguent napolitain, de la pommade d'iodure de plomb, de la pommade de protoiodure de fer; appliquer au moins une fois le jour, deux ou trois heures le soir, sur le même lieu, des cataplasmes de farine de seigle et de farine d'avoine cuites dans du petit lait; de farine de riz et de fécule de pommes de terre cuites dans de l'eau de sureau; de fèves de marais broyées et cuites dans de l'eau de guimauve et du petit lait; de cerfeuil et d'oseille cuits dans du saindoux; on y pose, chaque trois à six semaines, de cinq à sept sangsues; mais le moyen le plus puissant contre cette redoutable maladie, où le foie est énorme quelquefois, est l'application de trois cautères, placés en triangle ou en pied de réchaud sous les fausses côtes droites, à deux ou trois pouces de distance l'un de l'autre, et que l'on panse durant plusieurs mois; le lait caillé comme nourriture est très utile dans cette affection.

Fièvre *intermittente*. Si la fièvre intermittente revient tous les jours, elle se nomme *quotidienne*; si elle revient chaque deux jours, elle se nomme *tierce*; si elle revient chaque trois jours, *quarte*.

Remède : Lorsque l'estomac est irrité, que la langue est d'un rouge vif sur ses bords, ou chargée, cinq à sept sangsues au creux de l'estomac; tisane adoucissante et régime de la gastrite chronique du premier degré; et si l'enduit blanc-grisâtre de la langue persiste : purgatif avec quatre gros de sulfate de soude dans une tasse de bouillon aux herbes. — Dès que tous les symptômes de l'irritation de l'estomac ont disparu, on prend, une heure avant la fièvre, pendant cinq à six jours, quatre à cinq grains de sulfate de quinine dans un petit verre de vin blanc ; durant ce temps, boissons chaudes d'orge ; — abstinence de crudité, de beurre en tartine, de lait froid pendant six semaines. — Dans les cas où l'estomac reste opiniâtrément irrité, sensible, on prend, une heure avant la fièvre, dans un demi-lavement de fleurs de tilleul, le sulfate de quinine que nous venons de prescrire dans du vin blanc. — Des demi-lavements avec quatre à cinq fèves de café non grillé, ou avec une once de sel de cuisine, arrêtent également la fièvre. On la coupe plus sûrement par ce dernier moyen, si, deux ou trois heures avant la fièvre, on prend chaque quart-d'heure une cuillerée à soupe d'eau salée (deux onces de sel de cuisine dans six onces d'eau).

Quand les accès de la fièvre intermittente s'accompagnent de délire, de mouvements convulsifs, c'est la fièvre pernicieuse, qui peut emporter le malade en quelques vingt-quatre heures : on applique entre les accès quinze à vingt sangsues au siège, et on administre en lavements ou en boissons, dans de l'eau de fleurs de tilleul, de vingt à trente grains de sulfate de quinine, en cinq ou six doses ; on couvre les membres de vésicatoires volants ou de sinapismes.

Les engorgements de matrice se reconnaissent à des pesanteurs sur le fondement, à des raideurs dans les cuisses, à des maux de reins, à des coliques, à des fleurs blanches, etc.

Traitement : ne point lever les bras, ne point porter de fardeau, ne point mettre ses mains à l'eau froide ; régime et tisane adoucissante comme dans la gastrite chronique du premier degré ; application de cinq à six sangsues aux plis des bras, ou légère saignée entre les époques ; cataplasmes de farine de moutarde arrosés de vinaigre, et chauds, une demi-heure le soir sur les bras et sur le haut de la poitrine, jusqu'à huit jours avant les règles ; lavements émollients avec racine de grande consoude, racine de fougère mâle, avec cinq grains de sous-carbonate de fer délayés dans un jaune d'œuf, avec farine de gland, avec écorce de chêne ; ajouter dans tous ces lavements : un quart de tête de pavot, ou trois pincées de fleurs de coquelicot, ou deux feuilles d'oranger, sept gouttes de laudanum ; ou trois gouttes d'acide sulfurique, ou sept à huit gouttes d'eau de Rabel. — Injecter tous les jours une fois, dans la partie, de l'eau de riz et de l'eau d'orge, mêlées par moitié, et miellées ; de l'eau de grande consoude, d'écorce de chêne, de farine de glands, de racine de fougère mâle, de fleurs de sureau, de bistorte, d'arnica et de lierre terrestre ; ou une solution de sept à huit grains de tartrate-acide de fer dans un verre d'eau de guimauve ; chacun de ces moyens s'emploie de dix à quinze jours. On se place, pour faire les injections, sur un lit, la tête plus basse que le reste du corps, ayant près de soi une seringue pleine et une cuvette ; on fait une première injection qu'on laisse écouler, et ensuite une seconde que l'on garde un quart-d'heure ou une demi-heure ; dans les engorgements très douloureux et intenses de la matrice, les bains de siège avec son, tripailles de veau, etc., sont utiles ; les sangsues au siège de même ; dans les cas d'engorgements ordinaires, ces moyens augmentent souvent le mal. Mais durant les beaux jours, et au fort des chaleurs, des bains de siège froids seraient très précieux et d'un grand effet.

Maladie de vessie et des reins. La difficulté d'uriner, quand elle n'empêche point tout écoulement d'urine, se nomme *dysurie* ; et quand elle interrompt tout écoulement, *strangurie* : remède : tisane de graine de lin (plein un dé à coudre dans un petit sac de toile pour un litre d'eau), avec trois pincées d'*uva-ursi* ; bouillon de veau avec cerfeuil ; six à huit sangsues au siège ; cataplasmes émollients de farine de lin et de farine de riz arrosés d'huile d'olive, entre les parties et le fondement, et sur le bas-ventre ; lavements de poireau, de pariétaire, ou de bouillon d'os, ou de racine de guimauve. Si le mal persiste, bains de siège avec graine de lin, ou son, ou tripailles de veau, et quatre gros de feuilles de belladone. — Mais le moyen le plus puissant consiste à appliquer sur le bas-ventre des ventouses scarifiées, ou pratiquées sur de petites incisions, et de frictionner ensuite le bas-ventre avec de la pommade d'Authenrieth. Lorsque les maladies de vessie sont invétérées, et les sujets déjà avancés en âge, les bains de siège et les sangsues aggravent presque toujours le mal.

Si le malade rend de petits graviers dans ses urines, les sangsues, les cataplasmes, s'appliquent aux reins ; on y établit deux cautères ; le régime, les tisanes, les lavements sont les mêmes que pour la gastrite chronique du premier degré ; seulement, on boit un peu plus de tisane ; on met souvent quelques cuillerées d'eau de Vichy dans ses lavements ; on en prend également trois à quatre cuillerées dans un verre de lait trois fois par jour, de temps à autre, si l'estomac n'est point trop irrité.

De l'incontinence d'urine des enfants, maladie dans laquelle ils lâchent involontairement leurs urines durant leur sommeil. Traitement : teinture de cantaride pour boissons, lavements, puis frictions sur les reins et le bas-ventre tous les jours ; le soir, on donne deux à trois gouttes de cette teinture dans un demi-verre de tisane de racine de guimauve, trois fois par jour ; et cinq à six gouttes dans un demi-lavement de graine de lin, tous les jours. — Esprit de corne de cerf, ammoniaque liquide, employés de la même manière, en boissons, en lavements, en frictions, et à la même dose. — Racine de grande consoude, racine de fougère mâle, écorce de chêne, en lavement (tous les soirs un demi) et en boissons, trois fois par jour un verre. — Une pilule composée d'un vingtième de grain de strichnine, ou d'un vingtième de grain de véra-trine, ou d'un vingtième de grain d'atropine, trois fois par jour. — Chacun de ces moyens est pratiqué dix à douze jours; — le sirop de nèfle est encore ici d'une remarquable efficacité. — Les bains avec plantes aromatiques, sauge, romarin, menthe, mélisse, sont quelquefois utiles, continués douze à quinze jours. On applique de trois à cinq sangsues au fondement chaque quinze jours à trois semaines. Si l'ensemble de ces médications ne réussit point, on recommence quelques-unes d'entr'elles.

Remède contre le ver solitaire et les autres vers intestinaux ordinaires. Composé d'anneaux et plat comme un ruban, le ver solitaire est long de plusieurs mètres; on n'est certain de sa présence chez un individu, que lorsque celui-ci en rend des portions dans ses selles; c'est en ce moment que le ver éprouve une maladie et qu'il faut l'attaquer; les remèdes les plus renommés contre ce parasite dangereux, sont l'écorce de racine de grenadier, et la racine de fougère mâle. — Administration de l'écorce de racine de grenadier : faire bouillir deux onces d'écorce de racine de grenadier dans trois verres et demi d'eau jusqu'à réduction de trois verres; prendre ensuite le matin, à jeun, en trois fois, à un quart d'heure d'intervalle, et quatre à cinq heures après, un purgatif d'une once et demi d'huile de ricin dans une tasse de bouillon aux herbes;

si le ver n'est point rendu, on recommence une ou plusieurs fois. L'écorce verte vaut mieux que l'écorce sèche; l'écorce de vieux grenadier vaut mieux que celle des jeunes; l'écorce sèche du grenadier de Portugal vaut mieux que celle du grenadier de France; on se prépare à l'usage de ce remède par trois jours de demi-diète et boissons adoucissantes. — Racine de fougère mâle; on prend le matin, à jeun, deux onces de cette racine récemment cueillie, desséchée et pulvérisée, dans une décoction de la même racine (un litre), un verre chaque heure; trois heures plus tard, purgatif d'huile de ricin; on se prépare à l'emploi de ce moyen, par le même purgatif, et trois jours de demi-diète.

Remède contre les vers ordinaires des intestins. On n'est complètement sûr que les enfants ont des vers, que lorsqu'ils en rendent; on leur donne le matin, à jeun, pendant cinq à six jours, une cuillerée à soupe de sirop de fleurs de pêcher, ou une once et demie de mousse de Corse dans un demi-litre d'eau, ou un demi-litre de lait, à prendre le matin en plusieurs fois, ou cinq à six grains d'extrait de *semen-contra* dans un verre d'eau; on réitère ces moyens si leur efficacité ne se manifeste pas promptement.

CHAPITRE IV.

Des Maladies du Cerveau.

Folie, Hallucinations, Accès hystériques, Danse de Saint-Guy ou Chorée, Épilepsie ou mal caduc, Convulsions des enfants, Fièvre cérébrale.

Les symptômes de la folie ordinaire sont connus ; — les hallucinations consistent à voir de ses yeux, en plein jour, autour de soi, des êtres imaginaires ; à entendre de ses oreilles des voix qui n'existent que dans le cerveau ; à se tourmenter, comme d'une pensée vraie, d'un jugement que l'on sait être faux, par exemple de l'idée que tout ce que l'on fait doit avoir des suites fâcheuses, terribles ; — les accès hystériques sont des transports subits du cerveau, dans lesquels on crie, on chante, on rit, on éprouve des frémissements et des tremblements nerveux depuis quelques minutes jusqu'à trois quarts d'heure, sans perdre entièrement connaissance ; cette maladie est spéciale aux femmes ; — la danse de Saint-Guy, ou chorée, est une irritation du cerveau et de la moëlle épinière, d'après laquelle un individu éprouve, à de courts intervalles, des mouvements convulsifs dans un bras ou une jambe, ou dans plusieurs membres, ou dans tous les membres à la fois ; — cette affection est plus particulière au jeune âge ; — l'épilepsie, ou mal caduc, est une irritation du cerveau revenant par intervalles, et dans laquelle le malade serre convulsivement les mâchoires, a de l'écume à la bouche, se mord souvent la langue, et est livré d'ordinaire sans connaissance à des mouvements convulsifs ; ou marche irrésistiblement devant soi, sans pouvoir s'arrêter.

Traitement pour toutes ces affections : Lavements de fleurs de tilleul et de pariétaire, ou d'arnica, avec gros comme le petit doigt de racine de valériane, ou deux feuilles d'oranger, ou deux feuilles de laurier-cerise, ou trois ou quatre feuilles de morelle ; ou avec deux grains de tridace, ou sept gouttes de laudanum, ou deux grains d'extrait de cynoglosse, ou trois à quatre gouttes d'éther ; ou avec de cinq à quinze grains de sous-carbonate de fer, ou d'oxide noir de fer délayé dans un jaune d'œuf ; ou avec cinq grains d'oxide de zinc ; ou avec un demi-gros d'assa-fœtida délayé dans un jaune d'œuf. — De six à huit sangsues au fondement chaque quinze à trente jours, selon l'intensité du mal et la force du sujet ; — dans la danse de Saint-Guy, on met alternativement les sangsues à l'épine du dos, entre les épaules, et aux reins si les membres inférieurs sont affectés, et au fondement ; dans la folie, on n'applique que rarement les sangsues, et lorsque le sujet pourrait avoir une surabondance de sang ; — frictions à l'épine du dos et aux membres, tous les jours, avec les substances indiquées pour les frictions de l'asthme, et pour celles des maladies du cœur ; — tisanes et les sirops comme dans le traitement de ces dernières maladies ; — dans l'épilepsie,

le sirop de pointes d'asperge se prend à la dose
d'une cueillerée à soupe matin et soir, durant
quinze à vingt jours, et se montre d'un grand
effet; ou peut prendre tous les jours trois fois,
durant quinze à vingt jours, une pilule composée d'un grain de valériane et d'un grain de
tridace (ce moyen est très utile dans l'épilepsie
des enfants); ou une pilule composée d'un
grain de sous-carbonate de fer et d'un grain de
tridace; ou une pilule composée d'un cinquième
de grain d'acétate de morphine et d'un grain
de sucre blanc; ou une pilule composée d'un
dixième de grain d'atropine et d'un grain de
gomme adragante. Le régime doit être adoucissant, sans affaiblir. — Ventouses sèches et
scarifiées à l'épine du dos et aux membres, une
ou deux fois la semaine; — immersion d'eau
froide; on fait enterrer à demi dans un jardin,
un tonneau que l'on remplit d'eau; le malade
étant déshabillé au fort des chaleurs, entre midi
et deux heures, on le plonge à sept à huit reprises, jusque par dessus la tête, dans le tonneau d'eau; après l'avoir retiré de l'eau, enveloppé d'un drap sec, recouvert de ses vêtements,
on le promène à grands pas, une heure au soleil,
la tête protégée par un chapeau de paille contre
l'ardeur de ses rayons; dans la danse de Saint-
Guy, on jette aussi des flots d'eau à l'épine du
dos, entre les épaules, aux reins; et dans la
folie, on fait tomber, de trois à quatre pieds de
haut, une colonne d'eau d'un froid vif, sur la
tête de l'insensé. — Contre les mêmes maladies,

le moyen suivant, que nous avons déjà décrit, est d'une remarquable efficacité : on frictionne le matin, pendant quinze à vingt jours, sur tout le corps, le malade, successivement avec une flanelle sèche, avec des compresses d'eau froide vinaigrée, puis avec une flanelle sèche de nouveau. Voyez les détails que nous avons donnés à la fin du traitement de l'hydropisie. Avec cette méthode, nous avons guéri en quinze jours des folies à leur début.

Les convulsions des enfants viennent ordinairement de la dentition, de la présence de vers dans l'intestin, ou d'une irritation spéciale du cerveau. Dans le premier cas, on favorise l'éruption des dents en faisant mâcher de la racine de guimauve, de la racine de réglisse écrasée ; dans le second cas, on expulse les vers par un des moyens que nous avons indiqués ; on combat dans tous les cas l'état convulsif actuel, par une ou trois sangsues au fondement ; par du sirop d'éther et du sirop de valériane, une cueillerée à café dans un verre de tisane de fleurs de tilleul ; par des sinapismes promenés sur l'épine du dos et sur les membres, ou par des ventouses légères ; par des lavements de fleurs de tilleul ou d'arnica, avec deux ou trois gouttes de laudanum ou d'éther, ou avec de la racine de valériane et une feuille d'oranger, ou avec une feuille de laurier-cerise. — Dans le choléra des enfants, qui s'annonce par le dévoiement, par des vomissements, et par le froid général du corps, on emploie les mêmes moyens ; seulement l'eau de riz remplace l'eau de fleurs de tilleul et l'infusion d'arnica ; on enveloppe le petit malade dans des couvertures de laine, et on cherche à le réchauffer par des applications de serviettes chaudes aussi bien que par des sinapismes brûlants.

La fièvre cérébrale, qui se caractérise par le délire, les agitations convulsives, les maux de têtes, les vomissements, se traite comme la fièvre typhoïde avec symptômes cérébraux.

—

CHAPITRE V.

Des Maladies du Système lymphatique et de la Peau.

Écrouelles ou Scrophules, Dartres, Carreau, Gale, Teigne ; Éruption de rougeole, de Scarlatine, de Variole.

Les scrophules, appelés plus communément écrouelles, consistent essentiellement dans cette altération de la masse de nos humeurs qui se manifeste au-dehors par le développement spontané et lent de glandes sous le cou, aux aisselles, etc., et par des engorgements blancs des articulations des membres, du genou, de la hanche, du pli du bras, etc., engorgements que l'on nomme tumeurs blanches, et dans lesquelles les os, comme les parties molles, sont augmentés de volume. Traitement : tenir chaudement l'individu scrophuleux ; chaussons de flanelle aux pieds ; ceinture de même étoffe ou de peaux de lapins sur les reins ; coton, ouate sur le cou ; éviter toutes les causes de refroidissement indiquées dans le traitement des douleurs ; — tous les jours, un ou deux demi-lavements de houblon et de chicorée, de racine de bardane, de scabieuse, de douce-amère, de pensée sauvage, de feuilles sèches de noyer, de camomille, d'absinthe, de matricaire, de lichen, de gayac, de salsepareille ; de racines de jonc des sables, de gentiane, de quinquina, de glands grillés, de racines de guimauve avec dix à quinze grains de tartrate acide de fer; ou cinq à dix grains de sous-carbonate de fer, ou d'oxide noir de fer, délayé dans un jaune d'œuf ; dans chacun de ces lavements, que l'on continue douze à quinze jours, on met deux à quatre grains d'iodure de potassium, ou cinq à dix gouttes de teinture d'iode, ou deux à cinq grains de proto-iodure de fer, ou deux grains d'hydrochlorate de barite. — Les frictions générales sur l'épine du dos et les membres, tous les soirs, se font avec la teinture d'iode, la teinture de gentiane, de quinquina, de cannelle, de thériaque, de tolu ; avec de l'esprit de corne de cerf, de l'ammoniaque liquide, de l'essence de térébenthine, du baume de copahu, de Fioraventi ; avec de l'eau de cologne, de l'eau de moutarde chaude, de forte eau-de-vie où ou aura fait bouillir de la moutarde et du poivre ; toutes ces frictions se font avec une flanelle très chaude, par dessous les couvertures du lit et sans exposer aux impressions du froid le malade. — On applique le soir, pour la nuit, sur les glandes, les cataplasmes que nous avons indiqués pour l'irritation chronique du froid, et ceux que nous indiquerons plus loin pour faire percer une tumeur froide ; on frictionne deux fois par jour les mêmes glandes avec les pommades indiquées dans l'irritation chronique du foie. — On panse deux fois par jour les plaies écrouelleuses, s'il en existe, avec du baume de Geneviève, de l'onguent basilicum, de l'onguent de la mer, du cérat chloruré, ou du cérat simple si les plaies sont douloureuses ; à chaque pansement on lave le mal, et on injecte dans ses profondeurs de l'eau de racine de grande consoude mêlée d'un dixième d'eau-de-vie ; de l'eau d'écorce de chêne, de quinquina, de camomille, de feuilles sèches de noyer ou une solution de cinq à six grains de tartrate acide de fer dans quatre onces d'eau d'orge ; on met pour la nuit, par dessus le pansement, un cataplasme de farine de riz, ou de fécule de pommes de terre, ou de farine de lin cuite avec des graines de genièvre, ou une tête de pavot ; lorsque les plaies répandent une mauvaise odeur, on les lave avec du chlorure d'oxide de sodium, une cuillerée dans six cuillerée d'eau ; lorsqu'on souffre de la partie ulcérée, on y applique les divers cataplasmes que nous avons prescrits contre les douleurs. — Deux fois la semaine, grand bain avec son ou farine de lin (deux livres) et des feuilles de noyer ; ou avec de l'écorce de chêne ; ou avec houblon, pariétaire ou camomille ; ou avec deux livres de tripailles de veau, deux à quatre livres de sel et deux bouteilles d'eau de Barège ; ou avec deux livres d'orge germé, une livre de houblon et une livre de colle de Flandre, ou une livre de graines de lin ; le même bain peut servir deux fois ; le malade y reste une heure ; au sortir de l'eau on l'enveloppe d'un drap chaud et on le remet dans son lit bassiné avec du sucre ou des graines de genièvre. — Les tisanes sont les mêmes que pour le catarrhe ; excepté que durant les saisons pluvieuses et froides, et si l'estomac n'est point malade, il est bon de donner des tisanes de racines de bardane, de têtes de camomille, de houblon et de chicorée, d'arnica, de salsepareille, de gaïac, coupées d'un tiers de lait et sucrées ; par ce que ces boissons portent une douce chaleur à la peau, et entretiennent la transpiration que la saison tend à arrêter. — Le régime doit être restaurant sans irriter ; abstinence de vin même mêlé d'eau, excepté vers la fin de la maladie, lorsqu'il n'y a plus de douleurs ni d'irritabilité dans les membres affectés ; la pratique générale actuelle s'égare considérablement sur ce point important.

Le carreau, maladie dans laquelle les enfants ont le ventre gros, dur, le corps amaigri et communément une alternative de dévoiement et de constipation, consiste dans le développement de glandes situées dans le ventre ; ce sont les écrouelles de cette cavité. Remède : tisane de réglisse et de chiendent, ou fleurs de violette et de guimauve, donnée par quelques cuillerées à la fois ; régime doux, frictions sur tout le corps,

comme dans le traitement des écrouelles ; lavements émollients avec quelques cueillerées d'eau
de Vichy ; appliquer le soir sur le ventre les
cataplasmes indiqués dans l'irritation du foie ;
étendre sur le ventre, pendant le jour, des
compresses d'huile d'olive et d'eau de cologne ;
tenir le petit malade enveloppé de flanelle.

Les dartres, pour leurs principes, résident
dans cette altération spéciale de nos humeurs
qui se traduit au dehors, ou par de petits boutons seulement sensibles au toucher qui se
nomment *prurigo*, et s'accompagnent d'une démangeaison horrible ; ou par de petits boutons
qui s'exfolient en petites écailles semblables à
celles du son, et qui se nomment pour cela dartres *furfuracées* ; ou par des boutons qui sup-
purent, *dartres boutonneuses* ; ou par des boutons qui s'agglomèrent et produisent des croûtes
épaisses, *dartres croûteuses*, (*exéma*). Il faut
observer qu'une même dartre peut passer successivement par ces diverses formes ; et que
des nombreuses variétés que présentent les dartres dans leurs développements, une seule se
gagne dans des cas rares : c'est le *psoriasis*,
dont les boutons, d'abord isolés, forment ensuite
des rondeurs alongées, qui s'agrandissant et se
confondant, produisent de vastes surfaces fari-
neuses. Traitement général : régime, tisanes,
lavements, comme pour les écrouelles ; saignée
générale modérée chaque six semaines à deux
mois ; deux fois la semaine grands bains de son
ou de graine de lin, ou de tripailles de veau ; y

ajouter quelquefois deux bouteilles d'eau de Barège, ou deux onces de potasse du commerce, ou quatre onces de sulfure de potasse sec. Traitement local : appliquer le soir, pour la nuit, sur les dartres, des compresses couvertes de bouillie de farine de seigle, ou de fécule de pommes de terre, ou de farine d'orge, de tapioca, d'arow-root, de farine de maïs ; ou des linges doubles trempés dans du bouillon de veau, dans de l'eau de graine de lin, de racine de guimauve, de racine de grande consoude, de pariétaire ; ou des compresses d'eau de menthe avec miel et vinaigre (une cuillerée de miel et une cuillerée de vinaigre par litre d'eau), ou des compresses d'infusion de ciguë, de feuilles de morelle, de feuilles de laurier-cerise, ou de feuilles de belladone bouillies deux ou trois minutes dans un litre d'eau ; on recouvre toutes ces applications d'enveloppes chaudes ; de flanelle, de jupons de laine, etc. — On frictionne le matin les dartres avec du cérat de Gallien, ou du cérat au blanc de baleine, ou avec des pommades de colimaçons, de concombre, de ciguë, de laurier-cerise ; avec de l'onguent citrain, du beurre de cacao ; avec une pommade composée de parties égales de suie pilée très fin et de saindoux ; lorsqu'il existe des démangeaisons torturantes et rebelles, le moyen sûr de s'en débarrasser promptement, est de les frictionner avec cette pommade de suie et de saindoux, à laquelle on ajoute deux gros de sel d'oseille par once de pommade. — Chacun de ces divers moyens se continue de douze à quinze jours. Les compresses de petit lait, de lessive ou de décoction de cendres de sarment (deux cuillerées de ces cendres dans un litre d'eau bouillies une heure); les compresses de jeune crême, avec addition de deux grains de sulfate de zinc, ou de sulfate de cuivre, par once de crême, méritent aussi d'être recommandées contre les dartres.

La gale se caractérise par des boutons qui apparaissent d'abord entre les doigts, aux plis des bras et des jambes, s'accompagnent d'une démangeaison affreuse, se communiquent promptement, et annoncent la présence sous la peau d'un petit animal appelé acarus, qui en est regardé comme la cause. Traitement : se frotter les boutons, une fois ou deux par jour, avec du sel de cuisine jusqu'à ce qu'ils soient parfaitement et profondément écorchés; cataplasmes de farine de riz et de fécule de pommes de terre pour la nuit; si au bout de huit à dix jours le mal n'a point disparu, frictionner matin et soir les boutons devant un grand feu avec de l'onguent citrin, tenir ensuite très chaudement les parties malades; y appliquer pour la nuit les cataplasmes de farine de seigle et d'amidon cuits dans du petit-lait; abstinence de vin et de viande salée durant le traitement. — Autres moyens : si les boutons de la gale se touchent, frictionner pendant deux jours, une ou deux fois par jour, avec une partie de foie de soufre dans trois parties d'eau; et ensuite, pendant quatre jours et plus s'il le faut, avec une partie de foie de soufre dans six parties d'eau ; si les boutons de la gale ne se confondent pas, on les frictionne seulement avec une partie de foie de soufre dans six parties d'eau. — Autres moyens : une once et demie de graines de genièvre broyées, une once et demie de feuilles de laurier pulvérisées, trois onces de fleurs de soufre, six onces de beurre salé ; le tout mêlé ; employer quatre onces de cette pommade par jour sur tout le corps, pendant trois jours ; le quatrième jour, fumigation prolongée et très chaude ; se frictionner une dernière fois avec la même pommade, puis seulement alors changer de linge, de vêtements et sortir de sa chambre. Si tous ces expédients échouent, recourir au traitement général et local des dartres.

La teigne, maladie spéciale du jeune âge, se caractérise par des croûtes épaisses de couleur jaunâtre, déprimées et engodées à leur surface supérieure ; et couvrant en tout ou en partie la peau de la tête où sont implantés les cheveux. Les auteurs distinguent aussi une teigne granuleuse, une teigne amiantacée et une teigne muqueuse ; mais ce ne sont que des variétés de dartres ; on sait que la teigne est contagieuse et se gagne. Traitement général : demi-lavements, tisanes, frictions générales, et régime comme pour les dartres ; traitement local : couper les cheveux avec des ciseaux fins ; appliquer pour la nuit un cataplasme de farine de lin couvert de charbon broyé ; laver deux fois dans la journée la tête avec de l'eau de savon et de l'eau-de-vie mêlées par moitié et chaudes. — Lorsque la tête est nettoyée, appliquer tous les jours, pendant un mois, un linge couvert de la pommade suivante : une once six gros de suie de cheminée écrasée très fin, six gros de carbonate de potasse, six onces de saindoux ; exposer pendant vingt-quatre heures à une douce chaleur ; remuer de temps à autre. — Autre moyen : deux livres et demie de vinaigre blanc, quatre onces d'amidon ; faire avec ces deux substances une colle, y mêler ensuite sept onces de poix de Bourgogne, trois onces de poix-résine, un gros et demi d'essence de térébenthine ; on met une couche épaisse de cette composition sur des bandelettes de linge, et après avoir coupé les cheveux des parties affectées de teigne, on les recouvre de cette bandelette, qu'on n'enlève qu'après vingt-quatre heures, avec les cheveux, et qu'on renouvelle deux fois la semaine, jusqu'à ce que la peau de la tête est parfaitement nette et naturelle ; dans l'intervalle des applications des bandes, on lave tous les jours la tête avec de l'eau de savon. — Autre moyen : couper les cheveux à une hauteur d'un quart de pouce ; faire tomber les croûtes par des cataplasmes de farine de lin et de charbon broyé, et par de l'eau de savon ; quand la tête est nette, semer tous les deux jours dans les cheveux, aux endroits de la teigne, une poudre composée de quatre onces de chaux vive pulvérisée, et de deux gros de charbon pilé très fin ; au bout d'une huitaine, on enlève les cheveux avec les doigts ou avec des pinces ; on frictionne tous les trois jours la tête avec une pommade composée de quinze grains de soude du commerce, de deux gros de chaux éteinte, et de quatre onces de saindoux ; on lave de temps en temps la tête avec de l'eau de savon. Si ces divers moyens ne donnent pas de résultat suffisant, recourir au traitement local des dartres.

La rougeole se caractérise par une éruption subite de boutons entourés d'une auréole rouge, et ordinairement accompagnés d'un peu de fièvre et de toux ; la scarlatine se manifeste par des taches d'un rouge vif, accompagnées de fièvre. Traitement : tenir chaudement les malades, boissons émollientes d'orge ou de fleurs de guimauve ; demi-diète pendant une huitaine ; mais longtemps après la rougeole, tenir encore les enfants à l'abri du froid, s'ils conservent quelque peu de toux, parce que cette toux peut devenir très dangereuse.

La variole, ou petite vérole, souvent précédée de symptômes orageux et incertains, se reconnaît à une éruption de boutons enflammés, qui marchent à la suppuration, et qui s'accompagnent d'une forte fièvre ; la variole est dite confluente, quand les boutons sont si serrés, qu'ils se confondent. Traitement : si la fièvre se complique de symptômes cérébraux, de délire, d'agitation convulsive, de six à huit sangsues au fondement, ou saignée modérée ; dans tous les cas, diète, boissons tièdes et adoucissantes, lavements émollients ; couvrir les boutons

9

de compresses d'eau de graines de lin, ou de racine de guimauve, ou de son, ou de bouillon de veau. Si la face est menacée d'être défigurée, on y applique pendant huit jours des emplâtres de Vigo comme mercuriaux, ou de sous-acétate de plomb.

Maladies d'Yeux, d'Oreilles ; Fluxions.

Les irritations de l'œil, qui se nomment ophthalmies lorsqu'elles ont pour siège le blanc de cet organe, ont souvent pour cause une humeur écrouelleuse : l'œil est rouge, des tâches blanches apparaissent sur la cornée transparente ; les paupières sont gonflées et chargées de chassie. Traitement général des écrouelles ; traitement local : application pour la nuit sur l'œil de cataplasmes de fécule de pommes de terre, de blancs d'œufs cuits durs, de compresses trempées dans une décoction de fleurs de sureau, de fleurs de tilleul et de fleurs de coquelicot ; des limaces grises ou jaunes mises sur la paupière vivantes et maintenues avec un linge, pour la nuit, sont un des plus précieux moyens. — On lave l'œil plusieurs fois par jour, avec la décoction de fleurs de sureau, de fleurs de tilleul et de fleurs de coquelicot, dont nous venons de parler, ou avec une infusion de têtes de pavots et d'un demi-gros de feuilles de belladone pour un demi-litre d'eau ; ou avec une infusion de mélilot ; ou de feuilles de laurier-cerise (quatre à cinq pour un demi-litre d'eau) ; ou avec une décoction de racines de grande consoude, de tan ou d'écorce de chêne. — Si le mal persiste, deux ou trois sangsues à la tempe; sinapismes aux articulations des jambes et des bras et à l'épine du dos; prendre le matin à jeun, pendant dix à douze jours, une cuillerée à soupe de crême de tartre; vous prendrez pendant trois jours, chaque jour trois fois, une pilule composée de trois grains de calomel et d'un quart de grain d'opium; — faire tomber dans l'œil, au moyen d'une barbe de plume, tous les jours deux ou trois fois, une ou deux gouttes de la composition qui suit : une once d'eau de rose, deux grains de sulfate de zinc, quatre à cinq gouttes de laudanum, le tout mêlé; ou une goutte de cette autre composition : une once d'eau distillée, un grain de nitrate d'argent, deux ou trois gouttes de laudanum; on présente à l'angle externe de l'œil, la barbe d'une plume trempée dans un de ces liquides; ou on charge la tête d'une épingle d'un peu de pommade ophthalmique de la Charité de Lyon, et on passe deux ou trois fois par jour entre les paupières; ce moyen est très efficace; dans les cas les plus rebelles, séton derrière le cou. Il faut insister sur les boissons et les lavements propres à purifier la masse des humeurs et indiqués dans le traitement général des écrouelles.

Lorsque les rougeurs de l'œil ou ophthalmiques viennent de fatigue ou des impressions du froid : faire tomber dans l'œil, une ou deux fois par jour, une goutte d'une des deux compositions qui précèdent; appliquer pour la nuit les compresses ou cataplasmes prescrits pour les ophthalmies écrouelleuses; abstinence de vin, tisane d'orge; si le mal persiste, six à huit sangsues

au devant de l'oreille, ou six à douze au fondement ; bains de pieds, sinapismes aux jambes ;
si l'inflammation de l'œil est très intense, une
ou deux saignées générales, diète absolue ; tenir
l'œil dans une obscurité complète ; quand l'œil
est brûlant, application d'eau froide, jusqu'à ce
que l'excès de chaleur tombe.

L'affaiblissement de la vue, l'œil paraissant
toujours parfaitement beau, est une paralysie
incomplète du nerf de la vision, que l'on nomme
goutte sereine, amaurose, amblyopie ; traitement : sangsues au fondement, tisanes adoucissantes, si toutefois l'œil est irrité et traversé par
des espèces de flammes ; mais dès qu'il n'y a plus
de symptômes d'irritation, on frictionne tous les
jours deux fois le pourtour de l'œil, ou le front et
les tempes, avec une ou deux gouttes d'essence de
térébenthine, ou d'ammoniaque liquide, ou de
teinture de strichnine ; on plonge un dé à coudre
dans de la pommade de Gondret, on l'applique
pendant dix minutes sur le front au-dessus de
l'œil, ou sur la tempe, ou derrière l'oreille ; on
frotte avec un linge un peu rude la place qu'il a
recouvert, et l'épiderme étant enlevé, on met
tous les jours sur cette plaie vive, un sixième
de grain de strichnine ; on prend tous les jours
deux ou trois verres d'eau de Sedlitz ; ou on ré-
pète deux ou trois fois la semaine un purgatif
de sulfate de soude.

L'affaiblissement de la vue qui s'accompagne
d'une blancheur que l'on aperçoit en dedans de
l'œil, en le regardant de côté, et d'apparence de

mouche et de toile d'araignée voltigeant dans l'air, est ce que l'on appelle *cataracte*. Traitement : Purgatifs répétés, sinaspismes aux jambes et à l'épine du dos ; faire sur le front et les tempes les frictions irritantes que nous venons d'indiquer pour l'amaurose ; faire tomber dans l'œil, deux ou trois fois par jour, une goutte de la composition qui suit : Une once d'eau distillée, trois grains d'extrait de belladone ; on frictionne également le pourtour de l'œil alternativement avec une ou deux gouttes d'huile d'atropine, d'huile de vératrine, d'huile de Delphine ; si ces moyens sont sans effet, on se décide à l'opération, qui aujourd'hui a beaucoup de chance de succès.

Les taches de l'œil se traitent, lorsqu'il n'y a plus ni rougeur ni sensibilité, avec le sucre candi pilé très fin que l'on souffle sur la tache, et avec de la cendre de linge blanc de lessive, brûlé dans une cuillère d'étain ; on touche avec le bout du doigt humecté de salive cette cendre, que l'on porte sur la tache deux ou trois fois par jour.

La sensibilité excessive de la vue se corrige en lavant l'œil avec une infusion de feuilles de laurier-cerise, ou de feuilles de belladone, avec une décoction de têtes de pavot ; et par des applications de compresses d'eau froide sur les tempes, le front et les paupières, spécialement dans les jours de grande chaleur ; on prémunit par des lunettes vertes ou bleues l'œil contre le vent et contre les atteintes d'une lumière trop vive ; on fixe le moins possible les objets, surtout lorsqu'ils sont très déliés.

Il est un petit canal, appelé lacrymal, qui charrie les larmes de l'œil dans les narines ; lorsque ce canal est irrité et bouché, il se forme, vers le coin interne de l'œil, une petite tumeur qui s'abcède, et que l'on nomme fistule lacrymale ; l'excès de l'eau qui baigne l'œil ne passant plus par les narines, tombe sur la joue et l'irrite. Traitement : Fumigations d'eau de mauve avec miel et vinaigre, par le nez et la bouche, deux fois par jour ; petits cataplasmes de farine de seigle sur la tumeur ; deux ou trois sangsues à la narine ; purgatifs répétés ; régime.

La surdité, cette incommodité si grave, se traite par des tisanes de fleurs de tilleul, de bourrache, de têtes de camomille, de gayac, de salsepareille ; par des purgatifs répétés une ou deux fois la semaine, de crême de tartre, de sulfate de soude ; par des lavements de graine de lin ou de poireau, ou de pariétaire, avec deux gros de séné, ou dix grains de jalap, ou deux gros de sel de nitre ; par des sinapismes aux articulations des jambes et des bras et à l'épine du dos ; par sept à huit sangsues au fondement, une ou plusieurs fois à quinze jours d'intervalle ; par des fumigations d'eau de mauve, et mieux encore d'eau de feuilles de frêne, aux oreilles et à la bouche, une ou deux fois par jour, durant un quart d'heure ; on tient dans l'oreille une mêche de coton arrosée d'huile d'olive et de deux ou trois gouttes de laudanum ; plus tard, on humecte ce coton d'huile d'amande douce et fiel de bœuf; on frictionne le derrière de l'oreille, tous les jours, avec une goutte d'aconitine, si l'on peut s'en procurer.

La surdité reconnaît souvent pour cause une humeur écrouelleuse et dartreuse.

Les fluxions maladives consistent dans une accumulation subite extraordinaire d'humeurs sur un point de l'économie; les plus fréquentes sont celles des joues et de la gorge; celles des joues se traitent à peine; cependant, si elles sont intenses, on y applique les cataplasmes indiqués dans l'irritation chronique du foie; diète, boissons chaudes; les fluxions de la gorge se traitent par des bains de pieds très chauds, des sinapismes, des boissons, des purgatifs et des lavements comme pour la surdité; on enveloppe le cou matin et soir, pendant deux ou trois heures, de son grillé avec sel et très peu de vinaigre; on le tient entouré de ouate dans les autres moments; sept à huit sangsues au cou; diète absolue dans les cas les plus graves.

CHAPITRE VI.

Abcès froids; Abcès inflammatoires ou flegmoneux; Furoncles ou Clous; Entraxes; Engorgements laiteux du sein; Engorgements œdémateux, Erysipèle aphtheux, Érysipèle; Éléphantiasis; Plaies anciennes; Ulcères cancéreux; Engelures; Brûlures; Plaies gangréneuses ou Gangrène; Charbon proprement dit; Charbon volant; Hémorrhagies; Hémorrhoïdes.

Abcès froid. Quand une glande sous le cou,

ou une saillie dure à la cuisse, à l'aine, dans une articulation des membres, a grossi lentement sans symptômes inflammatoires, c'est-à-dire sans rougeur vive ni excès de chaleur, on tente de la résoudre ou de la faire percer par les moyens qui suivent : Frictionner deux fois par jour la dureté ou la glande avec les pommades indiquées dans l'irritation du foie; y appliquer deux fois par jour, trois heures chaque fois, et toute la nuit, d'abord les cataplasmes prescrits dans le même traitement de l'irritation du foie; ensuite, cataplasmes d'oignons cuits sous la cendre, bien écrasés et arrosés d'huile ; cataplasmes de croûtes de pain brûlé, délayées dans du lait ; de farine de seigle, de miel et de jaune d'œuf, mêlés par parties égales ; de vieux levain étalé sur un linge et arrosé d'huile et de vinaigre ; chacun de ces moyens se continue de six à huit jours ; et si le mal n'est ni résolu ni ramolli, on réapplique quelques-uns de ces topiques. Quand le mal ne s'ouvre point lui-même, et que cependant il est mol sous la pression des doigts, on y plonge un instrument, ou on applique vers le bas de la tumeur trois fragments de potasse caustique, gros comme des lentilles, qu'on retient en place au moyen d'une petite bande de diachylon trouée vers son milieu, et sur laquelle on superpose en croix une seconde bande collante qui recouvre le trou et retient les morceaux de potasse caustique ; au bout de deux heures on ôte l'appareil, et dès que le mal est percé, on panse l'abcès comme nous l'avons prescrit pour les plaies écrouelleuses.

Les abcès inflammatoires, accompagnés d'un excès de chaleur et de rougeur, c'est-à-dire les flegmons, les clous ou furoncles, les abcès bosselés et durs de l'aisselle, vulgairement appelés entraxes, les engorgements laiteux du sein des femmes après les couches, les engorgements des cuisses à la suite de l'accouchement, sont quelquefois très douloureux. Traitement : application de quelques sangsues au bas des rougeurs ; cataplasmes de mie de pain et de lait, ou de choux cuits dans de l'eau, bien écrasés et arrosés de lait, ou de carottes cuites à l'étouffée et arrosées de lait également, ou de râpures de racines de grande consoude fraîches, étalées, sans être cuites, sur le mal ; on a recours ensuite, si le mal ne perce point, aux cataplasmes indiqués pour les abcès froids ; et, quand la suppuration est établie, on panse deux fois par jour, avec du cérat sur de la charpie, et ensuite, avec du miel, de la farine de seigle et un jaune d'œuf, mêlés à parties égales ; cataplasmes émollients pardessus le pansement au moins pour la nuit. Pendant ce temps, abstinence de vin, boissons adoucissantes d'orge, régime doux.

Quand la peau est brûlante, occasionne des cuissons douloureuses, et s'accompagne d'engorgements blancs, c'est l'érysipèle œdémateux, ou, ce qui revient au même, œdème érysipèle aphtheux. Traitement : on enchâsse dans une plume pour dix sous de nitrate d'argent, et après avoir couvert de salive la rougeur vive, on y promène le crayon de nitrate d'argent jusqu'à ce que cette rougeur soit devenue bleuâtre ; alors, compresses arrosées de temps en temps d'eau froide, et vessie à moitié remplie d'eau froide pour la nuit, pendant vingt-quatre heures ; après cela, cataplasmes comme pour les abcès froids ; pariétaire et fleurs de sureau rôties dans un poêlon avec un peu d'huile. L'érysipèle simple, qui n'est point accompagné d'un engorgement notable, se traite de même ; on donne le nom de flegmoneux à l'érysipèle avec engorgement qui se prépare à percer ; les moyens de guérir ne sont pas différents ; mais dans ce cas, l'abcès est ordinairement très profond ; il faut l'ouvrir avec l'instrument, et il importe de le faire de bonne heure, pour échapper à de grandes douleurs et à des dangers.

Il survient quelquefois aux jambes et aux cuisses des engorgements considérables et durs, où la peau rugueuse est plissée en cordes, et qui fait ressembler les membres de l'homme à des jambes d'éléphant : on a donné à cet engorgement le nom d'*éléphantiasis*. Traitement : deux fois par jour, fumigations d'eau de son, de fleurs de sureau, de mauve et guimauve ; cataplasmes des mêmes substances pendant trois heures après chaque fumigation ; au bout de dix à douze jours, frictions et cataplasmes des abcès froids.

Les plaies anciennes sont communément livides, couvertes de sanie ou d'eau roussâtre, et proviennent de varices, de dartres, de vérôles , de blessures , quand elles ne sont point écrouelleuses. Traitement : Exposer matin et soir, pendant un quart d'heure , la plaie au-dessus de la vapeur d'eau de mauve ou d'eau d'orge , où l'on a mis une cuillerée de miel et une cuillerée de vinaigre par litre d'eau ; après chaque friction , seconde écorce de tilleul mâchée et imprégnée de salive dans la plaie ; cataplasmes de farine de riz ou de fécule de pommes de terre par-dessus le pansement pour la nuit ; — panser ensuite la plaie successivement : avec de la racine de grande consoude, cuite dans de l'eau de guimauve et un peu de vin , et bien écrasée ; avec du cérat chloruré ; avec du cérat créosoté ; avec du baume de Geneviève ; avec de l'onguent rosat où l'on aura mis deux grains de sulfate de zinc par once d'onguent ; chacun de ces moyens se continue de huit à douze jours ; — tisane de camomille , ou de salsepareille , ou de scabieuse coupée d'un tiers de lait, trois verres par jour ; — demi-lavement et frictions générales comme pour les dartres et les écrouelles. — Si la plaie est douloureuse, on y applique un cataplasme de feuilles de romarin , cuites dans un peu de bon vin avec une once de moëlle de bœuf, et quatre ou cinq feuilles de laurier-cerise ; on arrose le tout d'huile d'olives, et le même cataplasme sert cinq à six fois.

Les ulcères cancéreux se reconnaissent à ce qu'ils ont leurs bords durs et renversés sur eux-mêmes en-dedans ; on les brûle avec une emplâtre de chlorure de zinc, etc., ou on les opère ;

— les ulcères chancreux se reconnaissent à ce qu'ils augmentent spontanément d'étendue, font éprouver des brûlements et une sensation semblable à celle que produiraient des aiguilles en traversant les chairs où siège le mal ; si le traitement que nous venons de prescrire pour les plaies anciennes ne réussit point, on brûle avec la pâte de chlorure de zinc, ou on enlève le mal avec l'instrument tranchant ; après l'opération, il importe beaucoup, si l'on a opéré à la lèvre, de passer le fer rouge sur la plaie ; sans cela, le mal est très sujet à reparaître ; peut-être les cancers de sein ne récidivent-ils si souvent que parce qu'après leur extirpation, on ne fait point usage de ce moyen.

Engelures. Remèdes : faire dissoudre de la colle forte ordinaire dans de l'eau bouillante, en étendre une couche d'une ligne ou deux d'épaisseur sur le pied ou la main gelée, et la laisser pendant deux ou trois jours ; on panse les plaies avec du cérat chloruré, ou avec du cérat créosoté, ou avec du cérat saturniné ; — on prévient les engelures, en plongeant, aux approches du froid, les parties qui sont exposées à être gelées, dans un bain d'écorces de chêne, de racine de fougère mâle, ou de sauge et de romarin, et en les frictionnant avec de l'eau-de-vie camphrée, ou avec du vin aromatique chaud.

Brûlures ; lorsqu'elles ne sont pas accompagnées de plaies : eau froide pendant deux ou trois heures ; ou râpures de grande consoude fraîche ; ou fromage mou avec petit-lait ou jeune crème ; ou eau de Goulard, une cuillerée dans cinq ou six cuillerées d'eau. — Si les brûlures sont accompagnées de plaies : eau douce, eau tiède, ou lait doux pendant sept à huit heures ; ensuite eau froide pendant huit à vingt heures ; panser après cela avec du cérat simple, puis avec du cérat chloruré, et mettre par-dessus le pansement, des cataplasmes de farine de riz ou de farine de seigle, ou de fécule de pommes de terre cuite dans du petit lait avec deux têtes de pavot ; tisane adoucissante ; régime de même nature ; repos de la partie malade.

Plaies gangréneuses. La gangrène au nom redoutable, est la mort d'une portion de tissus sur un corps vivant. Dans la gangrène que l'on nomme *sèche*, les tissus frappés de mort, sont desséchés et collés sur les os. Dans la gangrène *humide*, les tissus sont pourris et répandent une odeur infecte. Traitement de cette dernière gangrène : couper autant que possible avec des ciseaux tous les tissus gangrénés ou pourris ; laver trois fois par jour la plaie avec du chlorure de chaux ou d'oxide de sodium, une cuillerée dans six cuillerées d'eau ; appliquer ensuite des compresses arrosées de bon vin et d'eau-de-vie camphrée, des compresses de décoction d'écorce de chêne, ou de racine de grande consoude, ou de décoction de quinquina, de gentiane, de seconde pelure de tilleul, de sauge, de suie de cheminée ; ou des compresses trempées dans une solution de trente grains de tartrate-acide de fer dans un demi-litre d'eau ; ou dans une solution d'onguent rosat ; chacun de ces moyens s'employe pendant cinq à huit jours ; on répand sur toutes ces compresses du quinquina pulvérisé ; on fait aussi, matin et soir, sur la plaie, une fumigation d'eau de guimauve ou d'eau d'orge, avec une cuillerée de miel et une cuillerée de vinaigre par litre d'eau. — Dès que la plaie est à peu près nétoyée, et d'un rouge vif, on la panse avec du baume de Geneviève, avec de l'onguent basilicum, de l'onguent de la mer, de l'onguent rosat simple, ou de l'onguent rosat mêlé de sept à huit grains d'acétate de plomb et de vingt à trente gouttes d'acide tannique par once d'onguent ; avec cérat chloruré, avec cérat créosoté. — Chacun de ces moyens se continue de huit à dix jours. — Pendant toutes ces applications, on recouvre les parties qui environnent la gangrène, de cataplasmes émollients, de farine de lin, de farine de riz, de farine de seigle, de fécule de pommes de terre ; s'il y a rougeur vive et excès de chaleur, on applique quelques sangsues autour de la rougeur ; mais si les parties voisines de la gangrène sont livides ou seulement rosées, on y étend des compresses d'essence de térébenthine et d'eau-de-vie camphrée, mêlées de quinquina ; puis des emplâtres d'onguent styrax, d'onguent basilicum. — Tous les jours, demi-lavement de décoction de quinquina, ou de feuilles de noyer, de feuilles de sauge et de camomille, et d'écorce de chêne, ou de racine de guimauve, avec deux gouttes de créosote, avec sept à huit gouttes d'huile empyreumatique de goudron, avec eau de goudron, avec arnica, avec huit à dix grains de tartrate-acide de fer ou de sous-carbonate de fer dans de l'eau très épaisse de graine de lin. — Tisane rafraîchissante avec sirop de citron, sirop de framboise, sirop de groseille, sirop de cerise; régime doux, abstinence de café, de vin, s'il y a fièvre ou douleur; dans le cas contraire, c'est-à-dire lorsqu'il n'y a ni état fébrile ni sentiment de douleur, tisane adoucissante avec sirop de quinquina, sirop de gentiane, de fleurs de pas-d'âne, de lichen; régime restaurant. — On frictionne l'épine du dos et les membres avec les substances indiquées pour frictions générales dans le traitement des écrouelles. Après avoir détaché la croûte de la gangrène sèche, à l'aide d'applications émollientes et d'instruments, on panse comme dans la gangrène humide.

Le charbon est un bouton noirâtre cuisant et brûlant, entouré de rougeur et accompagné de fièvre. Remède : brûler avec le fer rouge le bouton noir, ou avec de la potasse caustique, ou avec de l'acide sulfurique; — fumigations d'eau de mauve avec miel et vinaigre, matin et soir, une demi-heure; cataplasmes émollients couverts de quinquina pulvérisé; — saignée, si la fièvre est forte; demi-diète, boissons et lavements comme dans la gangrène; — quand l'escarre ou la croûte brûlée est tombée, ou enlevée, on panse de même que dans la gangrène.

Le charbon volant, ou pustules malignes, consiste dans des vésicules noirâtres, accompagnées de gonflement et de quelque rougeur. Remède : après avoir couvert les surfaces noirâtres ou rougeâtres et les parties environnantes de salive, on y promène un crayon de nitrate d'argent, jusqu'à ce qu'elles soient bleuâtres ; y appliquer ensuite des compresses d'eau froide vinaigrée, pendant dix à douze heures ; puis des cataplasmes émollients couverts de quinquina pulvérisé ; faire des fumigations d'eau de mauve avec miel et vinaigre, deux ou trois fois par jour, un quart d'heure, ou une demi-heure avant l'application des cataplasmes. Lavements, boissons, régime, comme dans le traitement du charbon proprement dit.

Les hémorrhagies sont, comme on sait, des pertes considérables de sang, par le nez, par le poumon (dans ce cas on crache le sang à flots), par l'estomac (on le vomit alors), par la matrice, par le fondement, par la vessie (on le rend par le canal de l'urine), etc. Remède : repos absolu du malade ; parler peu, se mouvoir le moins possible ; se tenir couché la tête un peu plus bas que le reste du corps, si l'hémorrhagie a lieu par la matrice, par le fondement ; se tenir assis ou presque assis, si le sang coule du nez, du poumon, etc.. ; prendre de la tisane de grande consoude, ou du sirop de grande consoude, dans de l'eau ; ou trois gouttes d'acide sulfurique dans un verre d'eau sucrée trois ou quatre fois par jour ; le sirop de nèfle jouit encore ici d'une

efficacité supérieure , soit pour arrêter les hémorrhagies , soit pour les prévenir. Dans les
pertes de sang par le nez, on jette de l'eau froide
sur la figure , sur le cou , sur le dos ; dans les
hémorrhagies de poumon on prend ces boissons
ni froides ni chaudes, et on sucre avec les sirops,
précédents une infusion de chicorée. — On promène des cataplasmes de farine de moutarde sur
les membres inférieurs , si le sang vient de la
poitrine, de l'estomac, du nez ; on en couvre la
poitrine et les bras successivement, si le sang sort
de la matrice ou du fondement (1). L'hémorrhagie a souvent pour cause une piqûre de sangsue chez les jeunes enfants ; si le sang n'est point
arrêté en ce cas par un petit morceau d'amadou
sur la piqûre, on ratisse de l'éponge , on fait avec
cette ratissure une boulette dont on remplit la
plaie (2).

(1) Lorsque les hémorrhagies sont accompagnées d'un
pouls volumineux et dur, il faut pratiquer une ou plusieurs saignées. Pour prévenir les hémorrhagies de matrice , outre les moyens que nous indiquons, on applique
au bras cinq à six sangsues entre les époques , ou on
pratique une légère saignée ; la malade doit s'abstenir
de lever les bras, de porter des fardeaux.

(2) Toutes ces pertes de sang sont le produit de l'irritation, ou d'un excès de vie sur un point de l'orga-
nisme ; il est d'autres écoulements spontanés de sang
qui viennent d'un défaut de vie, et d'un commencement
de dissolution des tissus ; par exemple dans le scorbut :
les gencives gonflées et livides, le sang coule ; il s'ex-
travase de ses vaisseaux et forme des taches noirâtres
sous la peau : on frictionne ces taches plusieurs fois le
jour avec des lames de citron ; on prend de la tisane
d'orge et de citron ; on se gargarise la bouche avec eau

Les hémorrhoïdes consistent dans des varices ou gonflements des veines dites hémorrhoïdales du fondement, ou dans des tissus spongieux gorgés de sang; — si les hémorrhoïdes coulent périodiquement, et sans suites fâcheuses, il faut respecter cette fonction de la nature, et ne point chercher à la guérir; si les hémorrhoïdes ne coulent point ou peu et sont douloureuses : sangsues au siège; cataplasmes émollients de farine de seigle, de farine de riz, de fécule de pommes de terre dans de l'eau de racine de guimauve avec têtes de pavot; demi-lavements de la même eau; frictionner le fondement avec de la pommade de belladone (1).

Du panaris; de l'Enflure extraordinaire de la main et du bras; des Soins pour la cessation de l'allaitement; de la Morsure des animaux enragés et des reptiles venimeux.

Le panaris s'annonce par une douleur vive et profonde au bout d'un doigt, accompagnée de batte-

de suie, avec eau de miel rosat, avec infusion de quinquina; on y fait des fumigations avec petit lait, miel et vinaigre; on suit un régime restaurant mais végétal, avec des légumes frais; demi-lavements avec sous-carbonate de fer, tartrate-acide de fer.

(1) Nous n'avons, dans ce chapitre, rien dit des plaies simples ou coupures, parce que tout le monde sait que dans ces accidents, après avoir lavé la plaie, on en rapproche exactement les bords, et on les maintient réunis à l'aide d'une bande; et que si la plaie est d'une certaine gravité, on garde une diète sévère, et on tient la partie blessée, si c'est le pied ou la main, dans une position élevée, pour empêcher les humeurs de s'y porter.

ments qui préparent une suppuration ; remèdes, si l'on veut éviter de longues souffrances et des dangers : deux ou trois sangsues sur la douleur ; plonger le doigt dans l'eau bouillante ; si le mal ne cède pas : faire pratiquer deux ou trois incisions profondes jusqu'à l'os, sur le bout du doigt ; ou y appliquer quelques fragments de potasse caustique, comme nous l'avons indiqué pour les abcès froids ; enlever la croûte de la brûlure ; mais si le mal persiste : faire une seconde application de potasse caustique sur la première, puis panser comme les abcès ordinaires ; abstinence de vin, régime doux pendant le traitement.

Quelquefois, dans un cas de panaris négligé, de foulure ou de simple mal d'aventure, la main s'enfle considérablement, le poignet ensuite, puis le bras, jusqu'au point de mettre les jours du malade en danger ; traitement : diète et boissons adoucissantes ; position élevée de la main et du bras, sur un lit ou sur une table munie d'un oreiller ; sept à huit sangsues une ou deux fois sur la main ; deux fois par jour cataplasmes indiqués pour l'engorgement du foie ; dans les intervalles de ces cataplasmes, jeune crème sur la main et le bras ; fromage mou baignant dans son petit lait, sur le membre pour la nuit. Plonger après deux fois par jour, deux heures chaque fois, la main et le bras dans un bain de son, ou de tripailles de veau, ou de graine de lin avec quelques têtes de pavots ; on favorise l'ouverture des abcès par les moyens indiqués pour les abcès froids ; et on les panse de même, quand les abcès sont percés.

Cessation d'allaitement. La femme, lorsqu'elle peut, ne doit point cesser tout-à-coup d'allaiter ; mais peu à peu, en donnant de moins en moins le

sein à son nourrisson ; quand elle cesse brusque-
ment d'allaiter, voici les soins de prudence : demi-
diète pendant douze à quinze jours ; tisane de
bourrache ou de racine de canne de Provence ;
tous les jours lavement de camomille ou de fleurs
de tilleul, avec un gros de sulfate de potasse ;
tenir sur le sein, pendant le jour, un papier
brouillard sur lequel on a écrasé une chandelle
neuve ; appliquer pour la nuit un des cataplasmes
indiqués contre l'engorgement du foie ; frictionner une ou deux fois le jour le dos et les
membres avec de l'eau-de-vie camphrée ; les
mêmes moyens doivent être employés toutes les
fois qu'au moment du sevrage, le sein renferme
encore du lait.

Morsure d'animaux enragés et de reptiles véni-
meux : Brûler la partie mordue, avec le fer rouge,
ou avec de la potasse caustique, ou avec de l'a-
cide sulfurique, et panser la plaie avec baume de
Geneviève, durant trois mois dans les cas de
morsure d'animaux enragés, et quelques jours
seulement pour les cas de morsures de reptiles
dangereux. — On prend plusieurs fois par jour,
dans un verre d'eau sucrée, quatre à cinq gouttes
d'ammoniaque liquide ou d'esprit de corne de
cerf, ou de potasse caustique, un gros dans un
litre d'eau de mélisse, ou quelques gouttes de
fort vinaigre pur ou dans un peu d'eau. — Demi-
lavements et frictions tous les jours sur le corps
avec les mêmes substances ; on boit pour tisane
une décoction de quinquina, de gentiane, de camomille ; l'huile d'olive par la bouche, prise par
cuillerée, dans le cas de morsure de reptiles véni-
meux, telle que la vipère, est aussi très utile ; on
l'applique sur les piqûres d'abeilles.

APPENDICE.

Sur les soins à donner à ceux qui sont tombés en défaillance, aux noyés, et aux autres asphyxiés.

Un individu s'évanouit-il, ou perd-il subitement connaissance par défaillance? on l'expose au grand air, on desserre ses vêtements, on l'injecte de flaques d'eau froide sur la figure et le cou; — s'il ne revient point à lui, on lui fait respirer du fort vinaigre, l'odeur de plume ou de cuir brûlés; on lui applique des sinapismes très chauds sur les membres, surtout à la plante des pieds; on pratique des ventouses à l'épine du dos, à l'intérieur des bras et des jambes; on essaie en dernière ressource une saignée, le bras étant plongé dans de l'eau chaude. Si c'est à la suite d'une chûte grave qu'a lieu la perte de connaissance : après avoir déshabillé le malade, on le couvre de serviettes chaudes, on le frictionne avec des flanelles, et on met en œuvre les moyens que nous venons d'exposer; étant revenu à lui, on lui administre quelques cuillerées de bon vin, ou s'il le rejette de l'eau froide et sucrée; puis diète rigoureuse; sangsues au fondement, et s'il se déclare une forte fièvre, saignée; répéter si la fièvre persiste.

Il faut savoir qu'un individu peut rester plusieurs heures sous l'eau, sans perdre totalement la vie; et qu'on peut n'obtenir de lui un premier signe de vie, un soupir, qu'après plusieurs heures de soins prodigués. Aussitôt que le noyé est hors de l'eau, et qu'on se trouve dans un lieu convenable, on le débarrasse de ses vêtements, en les détachant et en les coupant; on le couvre de serviettes chaudes; on le presse alternativement sur le ventre et la poitrine, pour provoquer la respiration; on lui ôte de la bouche, avec des linges et en l'inclinant, les mucosités qu'elle renferme (on se garde bien de le pendre par les pieds!); on lui souffle dans la bouche en s'interrompant, ou avec un canal que l'on forme sur le champ à l'aide d'une feuille de papier ou de carton, on tâche de lui faire avaler quelques cuillerées à café de bon vin chaud; on pratique ensuite tous les autres moyens que nous venons d'indiquer pour ranimer la vie dans un homme tombé en défaillance.

L'asphyxie est la cessation des signes de la vie par l'interruption du renouvellement du sang dans les poumons. — Ce renouvellement peut être interrompu, ou parce que l'air ne saurait plus parvenir dans les poumons, comme il arrive à ceux qui sont étranglés ou noyés, ou parce qu'il arrive aux poumons un air malfaisant, meurtrier, tel que l'acide carbonique dégagé du charbon qui brûle, ou du marc de raisin en fermentation, ou l'air qui s'exhale des fosses d'aisances; on porte l'asphyxié au grand air frais; on desserre ses vêtements; on le couvre de serviettes chaudes, de sinapismes; on lui fait respirer de forts vinaigres, l'odeur de cuir brûlé ou de l'ammoniaque liquide; on lui insuffle dans la bouche, en lui serrant les narines; s'il vient d'être asphyxié par le charbon, et qu'il soit encore chaud, on lui jette de l'eau froide sur la figure et sur la poitrine ; on pratique sans délai une saignée, et on recourt aux autres expédients qui viennent d'être exposés pour rappeler un homme à la vie.

—

AVIS IMPORTANT.

Toutes les fois que nous prescrivons un *régime*, ce mot régime renferme toujours dans son idée l'abstinence de vin même mêlé d'eau. — *Diète absolue*, signifie toujours qu'il faut se priver de toute substance alimentaire, même de bouillon léger ; et *diète* simplement dite, indique qu'il faut se réduire, pour toute alimentation, à quelques bouillons légers. — Après un bain général, il faut toujours s'essuyer tout d'un coup, en s'enveloppant d'un drap chaud, et se remettre, s'il est possible, pendant une heure, dans un lit bassiné soit avec du sucre, soit avec de la cannelle, soit avec de la graine de genièvre. — Au sortir d'un bain de siège, on s'enveloppe d'une nappe chaude, et il est encore mieux, principalement en hiver, de se remettre dans un lit bassiné. — Il ne faut jamais appliquer froid un cataplasme ; ceux de moutarde, que l'on conseille ordinairement de mettre froids, doivent toujours être doux. — Tout cataplasme, à moins qu'il ne soit imprégné de suppuration, ou devenu sur, peut s'employer plusieurs fois ; et on le fait réchauffer, en le plaçant, couvert d'un jupon de laine, sur le couvercle d'une bassinoire renfermant des charbons ardents. — C'est par dessous les couvertures du lit, et avec précaution, que l'on applique et que l'on enlève un cataplasme, pour ne point exposer le malade à être refroidi ; c'est pour cela, qu'après l'avoir ôté, on essuie avec soin, à l'aide d'un linge chaud, l'humidité qu'il a laissée sur le corps : on s'expose, en négligeant ces mesures de prudence, à faire au malade plus de mal que de bien : il suit de là, qu'il faut surveiller l'application d'un cataplasme, pour ne point le laisser refroidir, comme il arrive trop souvent.

Les tisanes se font avec des fleurs, avec des feuilles, avec des racines, avec des fruits charnus, avec des fruits secs, avec des fécules.

Pour faire une tisane avec une fécule, tels que tapioka, salep, fécule de pommes de terre, gruau, etc., on délaye à froid deux cuillerées de cette fécule dans un litre d'eau, que l'on fait ensuite bouillir une demi-heure ; si cette décoction paraît trop chargée, et répugne, ainsi que cela a lieu pour certains individus, on se borne à une cuillerée de fécule pour un litre d'eau. — Les tisanes avec les fruits, soit secs, soit charnus, de même qu'avec les racines, se font bouillir une demi-heure ; on met, pour un litre d'eau, une cuillerée rase de graine de coings ; cinq ou six jujubes ; le même nombre de dattes ; trois figues grasses coupées en quatre ; quatre ou cinq fèves de cacao broyées ; sept à huit amandes douces pelées ; une moyenne pomme pelée et coupée par morceaux ; deux moyennes pommes de terre pelées et coupées par morceaux, que l'on fait cuire jusqu'à ce qu'elles puissent s'écraser sous les doigts ; on en passe la décoction dans un linge fin, et on en jette la première eau, qui est âcre ; on rape la racine de carotte, qui cuit difficilement ; la racine de réglisse, après un bouillon, se laisse infuser pendant une heure en vase clos ; une décoction prolongée en dissoudrait la partie amère ; la racine de grande consoude, coupée même, ou rapée, se fait infuser une heure en vase clos ; il faut faire bouillir pendant une heure la racine de gaïac : avec une livre de racine fraîche, on peut faire d'ordinaire seize tisanes d'un litre ; si la racine est sèche, sa dose, pour la même quantité d'eau, n'est que de moitié. Cependant, si l'estomac est en bon état, et que l'on se propose, par une tisane, de corriger un vice de la masse des humeurs, on peut rendre plus forte la décoction, et porter à trois ou quatre onces par litre d'eau la dose de la racine de bardane récemment cueillie, par exemple ; — Les feuilles, après avoir jeté quelques bouillons, se laissent infuser en vase clos pendant une demi-heure, et si l'on veut avoir la tisane plus chargée, pendant une heure : la préparation qu'on leur fait subir, consiste à les hâcher menues ou à les broyer ; leur dose pour un litre d'eau est la même que celle des racines. — Pour faire une tisane avec des fleurs, on jette un litre d'eau bouillante sur trois à quatre pincées assez fortes de fleurs sèches ou fraîches, et on laisse infuser en vase clos pendant une heure ; on passe dans un linge fin la tisane de fleurs de bouillon blanc et celle de fleurs d'arnica : une tisane se prend par gorgées et tiède ; on peut la prendre froide en été, excepté lorsque l'on tousse ; une tisane, en règle générale, se boit à jeun, et deux ou trois heures après les repas.

Les sirops se font avec des infusions, avec des décoctions, avec des sels, avec des extraits, etc. — Sirop de mou de veau : Prenez le quart d'un mou de veau, faites-le bouillir pendant trois heures dans deux litres et demi d'eau ; laissez refroidir, et versez à clair la liqueur dans un autre vase, avec deux livres de sucre, pour faire bouillir encore une demi-heure ; si vous faites ce sirop pour une affection de poitrine, vous y mettrez quelques dattes, quelques jujubes et des raisins de Corinthe : les sirops de colimaçons, de choux rouges, de navets, d'oignons, se font de la même manière : on ôte les intestins des escargots, et on met huit onces de leur corps par litre d'eau ; la quantité du chou rouge, de l'oignon, est d'une livre pour deux litres et demi d'eau ; celle du navet peut être un plus forte. — Sirop de groseille : Vous écrasez avec les mains des groseilles mûres non séparées de leurs grappes ; vous déposez le tout dans un vase ouvert à la cave pendant vingt-quatre heures ; vous versez le suc ensuite dans un autre vase ;

vous pressez le marc dans un linge fin ; vous mêlez à cette liqueur éclaircie son poids d'eau ; vous y ajoutez une livre de sucre par litre de liquide ; vous faites bouillir une demi-heure ; vous versez la liqueur bouillante dans des bouteilles échauffées ; puis vous bouchez exactement et avec force. Si vous voulez composer un sirop mieux nourri, vous vous dispensez d'y faire aucune addition d'eau ; et si vous vous proposez d'obtenir un sirop selon toutes les règles de la pharmacie, vous faites bouillir le suc pur de groseilles avec deux fois son poids de sucre, jusqu'à ce qu'il ait acquis la consistance de sirop, et qu'un petit instrument appelé éprouvette s'y enfonce à une hauteur marquant seulement trente degrés en hiver et trente degrés et demi en été : les sirops de citrons, d'oranges, limons, cerises, framboises, pommes, coings, nèfles non molles, sorbes non molles également, se fait de la même manière, avec ces quelques différences : on râpe les coings, les pommes, les nèfles et les sorbes, dépouillés de pellicule ; après les avoir pressés dans un tamis ou dans un linge fin, on en met le suc à la cave pendant trois jours, et on le traite ensuite comme le suc de groseilles. Avec des nèfles, des sorbes, etc. molles, qui sont encore de si puissants astringents, il vaut mieux faire des confitures ou des conserves que des sirops ; et on en prend matin et soir une demi-cuillerée pure ou dans un demi-verre d'eau douce : on exprime dans un linge ou avec un tamis de crin, la pulpe du nèfle, de la sorbe, etc. ;

après l'avoir fait bouillir un quart d'heure dans un peu d'eau, on y jette un poids égal de sucre, et on fait encore bouillir jusqu'à ce que l'eau paraisse suffisamment évaporée ; ces confitures se conservent en vase clos, dans des lieux secs ; on broie les pépins et les noyaux ; on les met macérer pendant trois ou quatre jours dans de l'eau froide (une demi-livre pour deux litres d'eau) ; on verse la liqueur éclaircie dans un autre vase ; on presse dans un linge avec force le marc, ou on le met sous une presse, et on achève le sirop comme précédemment. — Pour confectionner des sirops avec des tisanes, c'est-à-dire avec des infusions, des décoctions, il convient de mettre une quantité double de fleurs, ou de feuilles, ou de racines, etc., par litre d'eau : On ajoute toujours une livre de sucre ou de miel par litre de liquide, si on ne veut qu'un sirop du plus faible degré ; deux livres si on le veut d'un degré plus élevé ; et deux fois autant de sucre que de liquide, si on le veut selon les règles de la pharmacie ; et dans ce dernier cas encore, on fait bouillir le tout jusqu'à consistance sirupeuse, ou jusqu'à ce que l'éprouvette marque trente. Cependant la proportion de sucre de ces sirops parfaits n'est nécessaire ni pour leur conservation ni pour leur vertu : le sucre n'ajoute rien à l'efficacité d'un médicament ; et on conserve très bien toutes sortes de sucs de plante sans un atôme de sucre par la méthode d'Appert, en mettant pendant une bonne demi-heure dans de l'eau bouillante ces sucs dans des bouteilles bien fermées, ou en les versant tout chauds, après les avoir fait bouillir, dans des bouteilles que l'on aura chauffées ainsi que nous l'avons indiqué. — Les liqueurs odorantes, telles que l'eau de fleurs d'oranger, se transforment à froid en sirops, en les mêlant à deux fois leur poids de sirop simple de sucre ; la chaleur dissiperait leur parfum. C'est pour cela que, pour conserver la partie odorante des fraises, si fugace, si facile à s'évaporer, il vaut mieux en extraire le suc sous la presse ou avec un linge, et le mêler à froid avec deux fois son poids de sirop de sucre. On rend plus agréables les sirops de groseilles et de cerises, en y ajoutant un peu de framboise, et réciproquement, le sirop de framboise, en y associant un peu de suc de groseille ou de cerise aigre qui contribue encore à le mieux conserver.

Huiles et pommades médicamenteuses. — L'huile de digitale : Prenez feuilles fraîches de digitale, quatre onces, et après les avoir broyées avec soin, faites-les bouillir dans huit onces d'huile d'olive, au bain-marie, jusqu'à ce que quelques gouttes de l'huile étant jetées sur des charbons ardents, cessent d'y produire un pétillement, et annoncent que toute l'eau des feuilles est évaporée ; alors vous laissez encore digérer le tout pendant quatre ou cinq heures au bain-marie ; puis vous passez dans une étoffe de linge avec expression ou en tordant cette étoffe. — Pommade de laurier-sauce : faites bouillir quatre onces de feuilles de laurier bien broyées, avec quelques baies (1) de la même plante dans huit onces de saindoux, au bain-marie, jusqu'à ce que toute l'eau des feuilles soit évaporée, ou que quelques gouttes de saindoux jetées sur les charbons ardents cessent d'y déterminer un pétillement; laissez encore digérer après cela pendant quatre ou cinq heures à une douce chaleur du bain-marie; puis passez avec expression dans une étoffe de laine. — Faire bouillir au bain-marie de l'huile, etc., c'est mettre le vase qui la contient, dans de l'eau bouillante, et faire digérer, c'est maintenir un végétal dans un liquide d'une température au-dessous de l'eau bouillante. Toutes les huiles et toutes les pommades médicamenteuses végétales, de jus, blanche de belladone, de stramoine, d'aconit, de ciguë, de morelle, etc., se font comme il vient d'être exposé : une partie de feuilles vertes contuses ou broyées, pour deux partie d'huile ou de saindoux.

(1) Dans nos climats, le laurier-sauce ordinaire ne produisant point ou presque point de baies, ce n'est guère que dans le midi de la France que l'on pourra faire entrer ces fruits ou baies dans la composition de la pommade.

FIN.

TABLE DES MATIÈRES.

Préface 5

Maximes générales de la plus haute importance dans le traitement des maladies 7

Chapitre I. — Du traitement des douleurs . . . 13

Tableau des remèdes les plus efficaces contre les douleurs 15

Chapitre II — Des maladies de la poitrine . . . 41

Article I. — Maladies des organes de la respiration et de leurs annexes 42

Article II. — Maladies des organes de la respiration ; Anévrysme et Hypertrophie du cœur . . . 53

Chapitre III. — Maladies des organes de la digestion et de leurs annexes 65

Chapitre IV. — Des Maladies du Cerveau . . . 81

Chapitre V. — Des Maladies du Système lymphatique et de la Peau 88

Chapitre VI. — Abcès froids ; Abcès inflammatoires ou Phlegmoneux ; Furoncles ou Clous ; Entraxes ; Engorgements laiteux du sein ; Engorgements œdémateux ; Erysipèles aphtheux ; Erysipèle ; Eléphantiasis ; Plaies anciennes ; Ulcères cancéreux ; Engelures ; Brûlures ; Plaies gangréneuses ou Gangrène ; Charbon proprement dit ; Charbon volant ; Hémorrhagies ; Hémorrhoïdes 103

Appendice. — Sur les soins à donner à ceux qui sont tombés en défaillance, aux noyés, et aux autres asphyxiés 117

Avis important sur la composition des Tisanes, des Sirops et des Pommades 119